实用麻醉基础与临床

翟欣荣◎著

吉林科学技术出版社

图书在版编目（CIP）数据

实用麻醉基础与临床/ 翟欣荣著. -- 长春 :吉林
科学技术出版社, 2019.8
ISBN 978-7-5578-5971-8

Ⅰ.①实… Ⅱ.①翟… Ⅲ.①麻醉学 Ⅳ.①R614

中国版本图书馆CIP数据核字(2019)第167114号

实用麻醉基础与临床
SHIYONG MAZUI JICHU YU LINCHUANG

出 版 人 李 梁
责任编辑 李 征 李红梅
书籍装帧 山东道克图文快印有限公司
封面设计 山东道克图文快印有限公司
开 本 787mm×1092mm 1/16
字 数 185千字
印 张 8
印 数 3000册
版 次 2019年8月第1版
印 次 2019年8月第1次印刷

出 版 吉林科学技术出版社
发 行 吉林科学技术出版社
地 址 长春市福祉大路5788号出版集团A座
邮 编 130000
发行部电话/传真 0431-81629529 81629530 81629531
                81629532 81629533 81629534
储运部电话 0431-86059116
编辑部电话 0431-81629508
网 址 http://www.jlstp.net
印 刷 山东道克图文快印有限公司

书 号 ISBN 978-7-5578-5971-8
定 价 98.00元

前　言

　　随着社会的发展与进步，医学各学科也发生着日新月异的变化。麻醉学科与其他学科一样，也处在迅速发展之中。近年来，基础医学如分子生物学、免疫学和遗传学，以及与麻醉学密切相关的生理、药理、病理学等学科的进步，为麻醉学理论和临床工作提供了广阔的发展空间。

　　全书分六章，简洁阐述了麻醉发展史、麻醉方法、麻醉期间常用的监测、麻醉并发症及处理、麻醉后恢复室的工作规范、不同手术患者的麻醉特点等，是麻醉专科医师的实用工具书，也是临床医学本科生、研究生的参考用书。

　　由于受知识水平和文字修养所限，本书的内容以及编辑工作还不够严谨，从而影响到内容的系统性和先进性，同时在章节间存在内容重复或遗漏之处，殷切地希望广大读者对本书的缺点和错误不吝赐教和指正。

编者

目　　　录

第一章 麻醉发展史

现代麻醉学的历史不过 150 余年,是医学领域中的一个新兴学科。这门学科是随着医学和科学技术的发展以及临床工作的需要,集中基础医学、临床医学以及其他学科的有关理论,应用近代科学技术成果于临床而建立起来的,目前已成为临床医学的重要组成部分。我国麻醉工作者几代人经过 50 余年的不懈努力,麻醉学科有了很大的发展,拓宽了麻醉工作的范畴和领域,加强了各级医院的麻醉科室建设,培养了大批的麻醉专业人才,专业队伍日益扩大,业务水平不断提高,新中国成立以来取得了很大成绩。今后,麻醉工作者将更好地发扬救死扶伤精神,做好各项麻醉工作,继承和发扬麻醉先辈开创的事业,培养一代新人,在临床上做出优异成绩,促进我国麻醉学的现代化,同时推动其他医学学科的发展,跟随世界科学技术的发展潮流共同前进。

第一节 麻醉的基本概念及发展

一、麻醉的基本概念

医学是在人类与疾病做斗争的长期过程中形成的,以后又衍生出临床医学内、外、妇产等分支学科。尽管经历了漫长的历史才出现“麻醉”的概念,但人类在遭遇各种伤害和手术引起的疼痛时,渴求寻找解决疼痛的方法。因此,麻醉与医学和外科手术的发展密切相关。

麻醉,顾名思义,麻为麻木麻痹,醉为酒醉昏迷。因此,麻醉的含义是用药物或其他方法使病人整体或局部暂时失去感觉,以达到无痛的目的进行手术治疗。麻醉学则是运用有关麻醉的基础理论、临床知识和技术以消除病人手术疼痛,保证病人安全,为手术创造良好条件的一门科学。

二、麻醉概念的发展

麻醉和麻醉学的范畴是在近代医学发展过程中逐渐形成的,并且不断更新。随着外科手术及麻醉学的发展,麻醉已远远超过单纯解决手术止痛的目的,工作范围也不局限于手术室,因而麻醉和麻醉学的概念有了更广的含义。麻醉不仅包括麻醉镇痛,而且涉及麻醉前后整个围手术期的准备与治疗,监测手术麻醉时重要生理功能的变化,调控和维持机体内环境的稳态,以维护病人生理功能,为手术提供良好的条件,为病人安全渡过手术提供保障,一旦遇有手术麻醉发生意外时,能及时采取有效的紧急措施抢救病人。此外,还承担危重病人复苏急救、呼吸疗法、休克救治、疼痛治疗等。麻醉工作者的足迹涉及整个医院和其他场所。

现代麻醉学,又分为临床麻醉学、复苏与重症监测治疗学及疼痛诊疗学等,成为一门研究麻醉镇痛、急救复苏及重症医学的综合性学科。现代麻醉学既包含基础医学各学科中有关麻醉的基础理论,又需要广泛的临床知识和熟练的技术操作。麻醉工作者通过医疗、教学和科研工作，不断地充实、提高临床麻醉工作和麻醉学的内容。

三、麻醉发展的三个阶段

（一）古代麻醉发展阶段——麻醉的发现与萌芽

从史前时期开始，古代医学的发展经历了悠久的岁月，对麻醉的认识从盲目无知、依靠巫神到有目的地寻找探索，一直到18世纪中叶出现了化学麻醉药才进入近代麻醉阶段，这一阶段的特点是人类在遭受到伤病及手术所产生的痛苦，逐步寻找解除病痛的方法，其间出现过应用鸦片、大麻、曼陀罗等药物镇痛。但从麻醉的概念来看，不论其麻醉效果和安全性，均与现代麻醉应用的药物和方法无法相比，尚处在萌芽状态。

（二）近代麻醉发展阶段——临床麻醉学的形成

从18世纪，乙醚等全身麻醉成功应用于外科手术，是近代麻醉学的开端。这一阶段的特点是许多医学家、化学家，包括外科医生、医学生等为麻醉药的发现和临床应用做出贡献，同时使麻醉方法和药物在临床的应用多样化。针对手术麻醉过程中的问题，也从单纯的镇痛发展到麻醉期间及麻醉前后比较全面的处理，到20世纪30－40年代积累了丰富的临床经验，逐步形成临床麻醉学。

（三）现代麻醉学的发展阶段

进入20世纪50年代，在临床麻醉学发展的基础上，麻醉的工作范围与领域进一步扩展，麻醉学的基础理论和专业知识不断充实提高，麻醉操作技术不断改进完善，麻醉学科和专业进一步发展壮大，迈进现代麻醉学的发展第三阶段。这一阶段的特点表现在出现大专职从事麻醉专业的人员，由于麻醉工作范围与领域的扩展，麻醉学又分支出亚学科，随着新理论、新知识、新技术的运用，促进了麻醉学的现代化。

四、麻醉学在临床的重要作用

麻醉学在临床医学中日益发挥着重要作用，为外科（包括基本、腹部、神经、矫形、胸心、血管、泌尿、小儿等）妇产科、耳鼻喉科、眼科、口腔科等手术病人提供无痛、安全、肌松、无不良反应和知晓、良好的手术条件以完成手术治疗。同时通过复苏急救知识和技术，对各临床科室病人，特别是危重症病人发生的循环、呼吸、肝肾等功能衰竭的处理，并在加强治疗病房（ICU）、疼痛诊疗门诊以及其他有关治疗诊断场合等方面也都日益发挥着重要作用。

五、麻醉学与其他学科的关系

麻醉学是一门基础医学与临床医学密切结合的学科。在基础医学方面以药理、生理、生化、病理生理学为基础。近年来，麻醉学又以生物物理、分子生物、免疫、遗传、生物医学工程学密切联系，进一步探讨和阐明疼痛与麻醉对机体的影响和机理。在复苏和危重症医学方面研究机体死亡与复活的规律，反过来通过临床实践，验证和丰富诸如疼痛学说、麻醉药作用机理、麻醉对遗传的影响等。随着整个医学科学和麻醉学的发展，麻醉学与其他学科的关系将更加密切，相互促进，共同提高。

第二节　古代麻醉发展史

　　医学的演进与社会文化、科学和哲学的发展密切相关。古代文化的中心在古埃及、古巴比伦、古印度和古中国,古代医学也是在这几个国家发源和发展的。公元前6000年已发现人类已进行比较复杂的手术,可以看到石器时代人的头颅上,有做过类似现在环钻手术的痕迹。在古代埃及已经知道做截肢术睾丸切除术,但还没有发现有减轻疼痛的知识和措施。在埃及金字塔上所绘的手术图案中病人是清醒的,这一时期可能使用过鸦片和大麻镇痛。在公元前2250年的医书中可以看到亚述及古巴比伦人实施手术的叙述。公元前1400年—公元前1000年,古印度已知道外科手术用针、亚麻线或头发缝合组织。公元前900年,在希腊及罗马能从伤口取出异物及进行止血手术。这一时期由于受宗教迷信的影响,认为疾病和死亡是人们受到上帝的惩罚,只有依靠祈祷求神而消灾去痛,同时还缺少有效的止痛方法。虽然古希腊在公元前400年已对鸦片有所了解,但还没有使用到减轻手术的疼痛方面。在西亚古国阿西利亚曾经用压迫颈部血管引起病人昏迷的方法,实施包皮环切术。1562年,法国医生Pare用绑扎四肢的方法,以压迫神经血管减轻手术的疼痛。以后陆续有1595年Costa、1661年Severing等应用冷冻的方法止痛,但这些方法可能引起肢体坏死。以后又有人采用放血的方法,使病人产生脑贫血引起失神而进行手术。在中世纪,曾经有人使用浸有各种止痛或催眠药物的海绵,如鸦片、莨菪等,在使用前将海绵浸泡热水后给病人吸入或吮吸。其中尤以应用含有莨菪碱或其他生物碱的曼陀罗,在这种药物的影响下,有可能引起较长时间的睡眠下实施手术最为有名。也有采用饮酒,病人在酩酊状态下实施手术。关于曼陀罗的麻醉作用早在一世纪的Celsus和Pling就有记载,但一直没有引起重视,认为它是邪恶的东西。一直到18世纪化学麻醉药的出现,才结束了麻醉的启蒙状态。

　　我国很早以前就有关于麻醉的传说和记载,例如,"神农尝百草,一日而遇七十毒"就反映了我国古代人民很久以来就千方百计寻找治病止痛的良药。另一方面,在原始氏族公社时期,随着石器工具的使用,逐渐产生了用砭石治病经验,有"伏羲制九针"的传说。据《山海经·东山经》记载:"高氏之山……其下多石",郭璞注解说:"砭针,治痈肿者",是外科方面原始的医疗工具,也是我国针术的萌芽。公元前4—5世纪,《列子·汤问篇》和《史记·扁鹊列传》就有春秋战国时代著名医学家进行外科手术的记载。战国名医扁鹊以"毒酒"作为麻药,为病人"剖腹探心"。公元2世纪,我国伟大的医学家华佗发明了"麻沸散",据《后汉书·华佗列传》《三国志·华佗列传》中记载:"疾发结于内,针药所不能及者,乃令先以酒服麻沸散,即醉无所觉,因破服背,抽割积聚;若在肠胃,则断截湔洗,除去疾秽,既而缝合,缚以神膏,四、五日创(疮)愈,一月之间皆平复",说明在1700多年以前,华佗就已经使用全身麻醉进行腹腔手术。麻沸散又名麻肺散或麻肺汤,据宋人窦材说:"汉北回族地方有草名押不芦,以少许磨酒饮,即通身麻醉如死,加以刀斧亦不知……押不芦即曼陀罗"。在公元1—2世纪,《神农本草经》载有药物365种,其中就有不少具有镇痛麻醉的药,如羊踯躅、大麻、乌头、附子、莨菪子、椒等。公元652年,孙思邈著《备急千金药方》;752年,王焘著《外台秘要》,都有用大麻镇痛的记载。1337年,元代危亦林著《世医得效方》记载了草乌散;1381年,明代朱棣等所撰《普济方》亦载有草乌散的制法和用法。1578年,李时珍在《本草纲目》中介绍了曼陀罗花的麻醉作用说:"用热酒调服三,少顷昏昏欲醉,割疮炙火,宜先服此则不苦也"。1642年,明代张景岳《资蒙医经》记有蒙汗药,用闹羊花、川乌、草乌、乳香、没药等磨为极细粉末,用热酒调服。1662年王肯堂《证治准绳》、1743年清代祁坤的《外科大成》及同年赵学敏所著《川雅内编》介绍了由草乌、川乌、天南星、蟾酥、番木鳖等组成的开刀药方。关于针灸镇痛,战国时期(公元前475—公元前221年)的古典医书《黄帝内经》在针灸方面从经络穴、针灸法到针灸理论做了比较系统的论述,有针刺治疗头痛、牙痛、耳痛、关节痛和胃痛等记载。相传为秦越人所著的《难经》论述了经络穴,215—282年晋皇甫谧著《针灸甲乙经》进一步总结了古代针灸的成就,是我国最早的比较完整的针灸专著。宋代王唯一撰成《铜人针灸穴图经》三卷,制成铜人模型。明杨继洲著《针灸大成》十卷,总结了明代以前的针灸学方面的成就。清代《医宗金鉴·针灸》的心法要诀及其经络经穴图解,流传很广泛。在复苏急救方面,公元前4—5世纪有扁鹊切脉以诊断人之生死,用针、砭石和草药进行急救复苏的记载,据史记记载"太子患尸厥症,呈现假死状态,扁鹊根据太子的病情,确认病人并未死亡,用针刺热熨和汤药等使病人起死回生"。东汉末年,张仲景目睹疫病流行而造成惨重的死亡,写成《伤寒杂病论》十卷,相传现存的《伤寒论》载方113种。张仲景《金匮要略方论》载有对自缢者的抢救方法:"徐徐抱解,不得截绳,上下安被卧之,一人以脚踏其两肩,手少挽其发,长弦弦而勿纵之;一人以手按据胸上,数动之,一人摩捋臂胫,屈伸之,若已僵,但渐渐强屈之,并按其腹",说明早在2—3世纪,中国即已实施比较完善的复苏术。以后,晋葛洪《肘后备急方》中亦有关于复苏猝死病人的详细记载:"徐徐抱解其绳,不得断之。悬其发,令足去地五寸许,塞两鼻孔,以芦管内(纳)其口中至咽,令人嘘之。有顷,其腹中转,或是通气也。其举手挥人,当益坚捉持,更递嘘之。若活了能语,乃可置。若不得悬发,可中分发,两手牵之"。这是对口吹气法的最早记录。本法操作包括人工呼吸的基本要领:①悬发或牵发以保证呼吸道通畅;②用芦管插咽吹气,类似于今经通气管吹气;③塞鼻以防漏气,以符合对口人工呼吸的要求。其他在《普救类方》《广惠普救方》也载有关于吹气人工呼吸的方法。总之在我国历代的医药著述中,有关麻醉止痛、复苏急救等方面的记载,内容丰富,经验宝贵,说明在我国医学发展中,麻醉方面也有很大的成就和贡献。

第三节　近代麻醉发展史

一、全身麻醉的发展

1540年,Valerings合成乙醚,在Cordus和Paracelsus的有关著作中提到乙醚有消除疼痛的作用。1772年,Pristley发现氧化亚氮(笑气);1778年,Davy证明氧化亚氮有镇痛作用。1782年,Black分析出二氧化碳。1818年,Faraday发现乙醚的麻醉的作用。1824年,Hickman做动物实验,吸入高浓度二氧化碳产生麻醉作用,但未用于人。1831年,分别由Vonliebig、Guthrie和Sanbeiren发现氯仿。1842年,美国乡村医生Long使用乙醚吸入麻醉给病人做颈部肿物手术成功,是试用乙醚做临床麻醉的开创者,只是因为地处偏僻一直到

1849 年才予报道。1844 年,Wells 出席了化学家 Colton 示范氧化亚氮吸入令病人神志消失,引起 Wells 的注意,就在自己拔牙时吸入氧化亚氮获得成功。1845 年,Wells 在波士顿麻省总医院再次表演氧化亚氮麻醉,由于所用浓度过高在知觉完全消失时出现发绀。1846 年,牙科医生 Morton 在医学家兼化学家 Jackson 的指导下,实验了牙科手术吸入乙醚蒸气的麻醉作用。同年 10 月 16 日在麻省总医院成功地为一例大手术施用乙醚麻醉成功,Morton 被认为是临床麻醉第一杰出人物,乙醚麻醉的成功标志着近代麻醉史的开端。同年,英国人 Liston 首先使用乙醚麻醉;俄国人 Jiuporob 在乙醚麻醉下施行了乳癌切除术,而且他是大规模使用乙醚全身麻醉的组织者。1847 年,Snow 刊行的《乙醚吸入麻醉》是第一本麻醉专著。同年,Flourens 经动物实验证明氯仿由麻醉作用。英国外科兼妇产科医生 Sinposon 第一次使用氯仿于分娩,成功镇痛。1848 年,Heyfelder 首先在人体使用氯乙烷,同年发生使用氯仿死亡的病例,以后继续有报道,认为应用氯仿不能超过一定浓度。1856 年,英国将氧化亚氮装入铜筒中使用。1858 年,Snow 刊行《氯仿及其他麻醉剂》一书。1862 年,Clover 氯仿麻醉机问世,到 1868 年才开始普遍使用。同年,Andiews 研究了氧和氧化亚氮的混合使用。Clouer 首先将氧化亚氮应用于乙醚麻醉,使病人更加舒适。1918 年,Luckhardt 证明乙烯有全身麻醉作用。1926 年,Eichhaltz 应用阿弗丁于临床。1928 年,Lucuo 和 Hendersen 发现环乙烷有麻醉作用;1930 年,Waters 临床应用环乙烷获得满意效果。1933 年,Gelfan 和 Bell 发现乙烯醚有麻醉作用,可供临床使用。1935 年,Shiker 试用三氯乙烯作麻醉药;1941 年,Lange Hewer 应用于临床。1951 年,Suckling 合成氯烷;1956 年,Johnston 应用于临床。1963 年,Terrell 合成异氟酚后,经 Krantz 和 Dobking 等动物实验于 1966 年应用于临床。1965 年,Terrell 合成异氟醚后,经 Klantz 和 Dobking 等动物实验于应用于临床。1968 年,Regan 合成七氟醚以后,经临床实验观察后用于临床。1990 年,Jones 首先在临床应用地氟醚。关于静脉全身麻醉,Gre 早在 1872 年使用水合氯醛做静脉注射产生全身麻醉。1903 年,Fischer 和 Mering 合成巴比妥(佛罗钠);1909 年,Bier 用普鲁卡因做静脉注射产生镇痛作用。1932 年,Wease 和 Scharpff 开始用环乙巴比妥钠静脉麻醉,同年合成硫喷妥钠。1933 年,Lundy 报告用硫喷妥钠做静脉麻醉,以后有西泮尼地(1956 年)、羟丁酸钠(1962 年)、氯氨酮(1965 年)、乙醚酯(1972 年)、异丙酚(1977 年)等静脉全麻药应用于临床,丰富了全身麻醉的用药内容。1953 年,King 从管箭毒中分离出右旋管箭毒;1942 年,Griffiths 和 Johson 将肌松药应用于临床。1948 年,Barlow 和 Ing 合成十羟季胺有类箭毒作用。1951 年,Bovet、Ginzel 证明琥珀胆碱为短效肌松药;同年 Theolaff 等应用于临床获得良好效果。以后陆续有潘库溴铵、维库溴铵、阿曲库铵等肌松药,对增强全身麻醉的肌松作用和控制管理呼吸管理发挥重大作用。随着麻醉方法和仪器设备的改进、监测技术的进步,各种辅助药的配合应用,能够准确地掌握麻醉药地剂量和浓度,提高了麻醉的精确性和安全性。

二、局部麻醉的发展

在应用乙醚、氯仿等全身麻醉的阶段,由于施用方法简陋、经验不足,病人不够安全。1853 年,Pravaz 和 Wood 发明了注射针筒,为局麻的应用提供工具。1860 年,Nieman 发现可卡因;1884 年,Koller 根据 Freund 的建议,证明可卡因滴入眼内可产生麻醉,用于眼局部手术。次年,Halstead 开始将可卡因用于下颌神经阻滞,是神经阻滞的开端。同年,Corning 对狗进行了脊麻的实验,在未抽出脑脊液的情况下注射可卡因,意外产生下肢麻痹的现象,为硬膜外阻滞麻醉的开端。1891 年,英国 Wynter 和德国 Quincke 介绍了腰椎穿刺术。1892 年,Schleich 推荐用可卡因做局部浸润麻醉。1897 年,Braun 加肾上腺素于可卡因以延长局麻时效。1898 年,Bier 在动物及人做蛛网膜下腔阻滞成功。1901 年,Sicard 和 Cathelin 分别成功进行骶管阻滞,并于 1903 年报告了 80 例可卡因硬膜外阻滞的经验。1904 年,Barcock 首先用低于脑脊液比重的溶液性脊椎麻醉。1905 年,Einhorn 合成普鲁卡因,Braum 次年应用于临床。1907 年,Barker 用较脑脊液重的溶液脊椎麻醉。同年,Sterzi 将普鲁卡因用于腰部硬膜外阻滞。1909 年,Stoked 用普鲁卡因阻滞于分娩。1913 年,Meile 用侧入法穿刺行胸部硬膜外阻滞成功。1920 年,Pages 倡导用硬膜外阻滞麻醉。1921 年,Fidelpage 以穿刺时黄韧带抵抗消失感并无脑脊液流出来判定硬膜外阻滞。1922 年,Labat 刊行《局部麻醉学》一书。1924 年,Bulu-hebckuu 倡导用肾周围阻滞封闭,为封闭阻滞的开端。1926 年,Janaen 首先发现硬膜外腔的负压现象,并认为是由于穿刺时推开硬膜所产生的负压。1928 年,Firsleb 合成了丁卡因。1931 年,Dogliotti 采用血浆等黏滞性溶液配药,可延长麻醉时间,增加麻醉的安全性。1932 年,Cutierrey 用悬滴法以确定穿刺针进入硬膜外腔。1940 年,Lemmon 倡导用分次脊椎麻醉。同年,Cleland 首先经硬膜外腔插入细导管行连续硬膜外阻滞。1943 年,Lofgren 和 Lun-dguist 合成了利多卡因,1948 年用于临床。1949 年,由 Cordello 等推广应用 18 号 Tuochy 针置入导管,行连续硬膜外阻滞。以后相继出现的局麻药有甲哌卡因(1956 年)、丙胺卡因(1960 年)、丁哌卡因(1963 年)、罗哌卡因等。由于新的局麻药不断涌现、使用方法不断改进,局部和神经阻滞麻醉,包括椎管内阻滞,已成为目前临床上应用较多的一种麻醉方法。

三、特殊麻醉方法的进展

在 19 世纪初施行全身麻醉时,将乙醚、氯仿简单地倒在手巾上进行吸入麻醉,以后创造出简单的麻醉工具,如 Esmarch 口罩由钢丝网构成,上蒙以数层纱布,用乙醚滴瓶点滴吸入乙醚挥发气。以后 Sxhimimeldusch 做出改进,将口罩与病人面部接触部分卷边,以防止乙醚流到病人面部及眼引起刺激受到伤害。开放点滴吸入麻醉的缺点是麻药丢失较多、麻醉的深度及呼吸不易控制,以后出现可以简单调节乙醚气体浓度(Cauobehko)的口罩。1910 年设计出 Mckesson 断续流的麻醉机。1915 年,Jackson 试用二氧化碳吸收剂与动物实验,为禁闭法吸入麻醉之前导。1923 年,Waters 设计来回式 CO_2 吸该装置;1928 年,又出现循环式禁闭吸入麻醉装置,目前已发展成为精密复杂的各种类型的麻醉机。气管内麻醉方法的出现,意义尤为重大。1543 年,Vesalius 曾给动物实施气管内插管;1667 年,Hooke 于动物实验用气管切开插入导管进行麻醉。1792 年,Curry 首先在人进行气管内插管。1869 年,Trendelenburg 行气管切开术,直接经气管导管吸入麻醉药。1880 年,Mceven 用手引导施行气管内插管。1859 年,Krursstein 制成喉镜做明视气管内插管。1921 年,Magill 和 Rowvotham 改良气管内麻醉术,将金属导管改用橡皮管,经鼻腔盲探插管。Guedel、Waters 倡导用带有套管的气管内插管导管。喉镜方面设计出 Miller、Guedel、Flagg 型及 Macintosh 弯型喉镜。气管内插管普遍应用于各种全麻及实施复苏术的病人,并设计出各种气管内麻醉的导管和技术操作方法。关于低温的应用,早在 1797 年就有人试行全身降温法,1862 年 Walta、1902 年 Simpson 将乙醚麻醉动物降温至 25℃,不继续施用麻醉也可进行手术。1905 年,Bigelow、Swan 等进行体表全身降温,阻断循环,进行心脏手术。1951年,Delorme及Boerema行血液循环降温法,以后低温及深低温配合体外循环广泛应用于某些复杂的心内直视手术及其他手术。控制性降压的作用给某些外科手术创造了良好的手术野,并节约了输血量。其实施方法从20世纪40年代动脉切开放血发展到50年代以后应用各种降压药。1950年,Charpentier合成氯丙嗪,以后相继有异丙嗪、乙酰丙嗪等吩噻嗪类药问世。1951年,Laborut及Huguenard等使用吩噻嗪类药等合剂或配合物理降温,以降低机体代谢及应激性,称为"人工冬眠"及强化麻醉。1959年,Decastro及Mundeleer应用神经安定镇痛药,施行神经安定镇痛麻醉。近年来,复合应用不同药物及不同的麻醉方法,取长补短,称为复合麻醉,已经普遍应用于临床各科手术,可以更好地发挥各种麻醉药物及方法的效能,减少各种药物的副作用和麻醉并发症。

四、复苏及危重医学的发展

1819年,Laennec发明了胸部听诊的"硬管"装置;1921年,Bowlas利用听诊器的隔膜共振,使声音加大。1941年,美国麻醉医师协会将病人健康状况进行分级;1952年,Apgar提出用5项指标判断新生儿出生时状况的Apgar评分,可以作为麻醉时病人安危的参考。对于各种原因引起的呼吸或循环停止,很久以来即试图用各种方法急救复苏。19世纪早期采用手法进行人工呼吸,例如应用最多的是仰卧式压胸法(Silvester法)、俯卧式压背法(Schafer法),以后经过改进出现Holger-Nelsen举臂压胸法和提髋压背法等。随着麻醉技术的进展,将气管内插管及麻醉机械应用于复苏,进一步出现各种机械的人工呼吸器,如负压型铁肺、正压呼吸器。从20世纪50年代到60年代,国内外提出胸外心脏按压和对口吹气法,进行心肺复苏(CPR),进一步发展为心肺脑复苏(CPCR)。在急救组织方面,有些国家建立了急救复苏中心,进行临床死亡复活的研究。

从20世纪50年代开始对医院病人的管理提出了分级治疗(PPC)的新概念,改变了过去传统的分科界限,集中了各专科医师和设备,组织经过专门训练的护士进行对危重大手术病人的集中治疗护理。1958年,Safar开始建立加强治疗病房(ICU),以后在很多国家推广应用。随着对危重病人的治疗方法的改进、临床死亡和复苏的研究、各种监测技术的进行,近30年来已发展成为一门新型的重危医学(CCM)。

五、麻醉专业组织的发展

随着麻醉和麻醉学的发展,麻醉专业人员逐渐增多,最初在英国(1893年)出现了伦敦麻醉医学会,1905年以后在美国成立了麻醉学会,1936年正式称为美国麻醉医师协会(ASA)。以后在世界许多国家都成立了麻醉专门学会。从1956年开始,每四年举行一次世界麻醉学会,从1962年开始每隔四年召开一次亚澳麻醉学会,其他还有世界危重监测治疗学会、世界疼痛学会等也定期召开学术会议。

1941年,Gwathmey出版了第一部比较全面介绍麻醉的专著《麻醉(Anesthesia)》。关于麻醉专业杂志,美国麻醉学会最早于1922年主编出版了《麻醉与镇痛杂志》,1923年出版了《英国麻醉学杂志》,以后陆续在世界各国发行了英、德、法、日、中等语种的麻醉、复苏、重症监测治疗等杂志约50种。

从乙醚等麻醉药的发现并成功应用于临床,开启了近代麻醉学的历史进程,一直到20世纪50年代,麻醉学的全面发展奠定了现代麻醉学的基础,不论在麻醉学的基础理论和临床实践、麻醉学科的建设、麻醉专业的发展、麻醉队伍的壮大等各个方面,在国内外都取得了巨大的发展与成就,实现了麻醉学的现代化,进入现代化麻醉学新的发展历史阶段。

第四节　我国麻醉学的发展与成就

19世纪西方医学传入我国,外国教会在全国各地开办医院,进而招收学徒、创办医学校。最早有1866年广州博济医学堂、1879年上海同仁医院、1883年苏州博习医院等,后有1903年北京协和医学校、1904年上海震旦学院、1904年济南齐鲁医学校等。而由满清政府举办的医学堂有1881年天津医学馆、1903年北京京师大学堂医学馆,辛亥革命后陆续在北京、浙江、奉天等地建立公立或私立医学专门学校,大部分均附设有医院,但这些医院创设之初都没有麻醉科,而从事麻醉专业的人员也是凤毛麟角。仅据北京协和医院(1921年)在建院之初,开设有外科、骨科、泌尿科、妇产科、眼科、耳鼻咽喉科等手术科,没有麻醉科。当时国内外科手术也只有少数几个大城市的大医院才能实施较大的手术,如胃大部切除术、胆囊切除术等。在协和从1922—1936年曾聘用外籍人士Holland司理麻醉,1938—1942年才有协和毕业生马月青专职麻醉工作。各医院大部分手术的麻醉均有麻醉医师或护士兼司理,方法简单,设备简陋,技术水平不高,更缺乏创造性的成就。当时,国内出版社的麻醉专著也非常少,有1931年("民国"二十年)亨利、孟合理摘译的《局部麻醉法入门》,1942年陶马利著《全身麻醉》等。我国麻醉学也得到迅速地进步,取得较大的成就,出现根本变化。

一、麻醉学科的建立与发展

20世纪40年代末50年代初,我国现代麻醉学的开拓者吴珏、尚德延、谢荣在国外学习麻醉,先后回国,在上海、兰州、北京等地的教学医院建立麻醉科,充实了麻醉设备,培养专业人才,开展临床麻醉工作。这一期间还有李杏芳(上海)、谭蕙英(北京)、王源(天津)等也在创建麻醉科室的工作中发挥了作用。他们通过麻醉医疗、教学和科研活动,为新中国麻醉学科的建设、麻醉专业的创立、人才的培养发挥了重大作用。特别是在这些先辈的努力下,培养了大批麻醉骨干力量,以后这批人员遍及全国各省市,进一步建立麻醉科室。迄今,我国县级以上医院大部分建立了科室组织,配备了麻醉学教研室和麻醉研究室。1989年,卫计委文件明确麻醉科是一级临床科室,并指出其工作领域和业务范围,为麻醉学科的进一步发展奠定了基础。

回顾20世纪50年代,我国的临床麻醉只能施行简单的乙醚开放滴入法、气管内插管吸入麻醉及单次普鲁卡因蛛网膜下腔阻滞等几种麻醉方法,随着我国医药卫生和工业的发展,麻醉条件逐步有了改善。全身麻醉方面,从使用简单的乙醚罐(flagg)或来回禁闭式吸入麻醉装置,逐步采用国产的吸入麻醉机施行循环密闭式吸入麻醉,以后又有轻便空气麻醉机提供临床应用。在椎管内麻醉方面,在单次及连续蛛网膜下腔阻滞麻醉及单次硬膜外阻滞的基础上,开展应用导管法连续硬膜外阻滞麻醉,其他如颈丛、臂丛、交感神经节等神经阻滞方法亦在临床逐步开展应用。在麻醉药物方面,全身麻醉药物除乙醚外,逐步增加了硫喷妥钠、氧化亚氮、氯胺酮等;肌松药有筒箭毒碱、琥珀胆碱等;局部麻醉药有普鲁卡因、丁卡因、丁哌卡因、利多卡因等相继用于临床。值得提出的是,根据我国国情,静脉普鲁卡因复合麻醉得到大力开展和推广。连续 30 余年来，静脉普鲁卡因复合麻醉和连续硬膜外阻滞麻醉，一度成为我国最常用的麻醉方法。随着心血管、颅脑、整形、五官等外科手术的发展，低温、控制性低血压、"人工冬眠"和强化麻醉、神经安定镇痛麻醉等亦在临床开展应用。20 世纪 50 年代后期至 60 年代，我国麻醉工作者根据传统医学中针刺镇痛原理，研究针刺麻醉；70 年代初，研究中药洋金花（曼陀罗花）、闹羊花等与丙嗪类药复合的中药麻醉，通过临床应用有一定的镇痛和麻醉作用，但是这些方法尚达不到现代麻醉的要求，有待继续研究提高麻醉效果，但是针麻研究促进了我国疼痛生理的研究，取得了较多的研究成果。20 世纪 70 年代后期，随着我国的改革开放，国外许多新的麻醉药品和精密的麻醉设备，相继引进我国，如安氟醚、异氟醚、七氟醚；泮库溴铵、阿曲库铵、维库溴铵等麻醉药与辅助药；配备精密流量计和挥发器以及监测报警装置的现代麻醉机和呼吸机；具有多方面监测功能的呼吸、循环、体温、肌松等生理监测仪等应用于临床，以后国内亦有类似产品相继生产供应，进一步为提高我国麻醉水平、促进麻醉学科的现代化迈出了新的步伐。

在临床麻醉工作发展的同时，我国麻醉工作者从 20 世纪 50 年代开始开始参与手术、急症室以及临床各科室心搏呼吸骤停病人的复苏急救工作，率先实施胸外心脏按压和头部降温等心肺、脑复苏等措施，积累了丰富的经验，成功地抢救了许多心搏骤停脑缺氧超过。国内有的医院从 20 世纪 50 年代末建立麻醉恢复室；20 世纪 80 年代，重症监测治疗病室（ICU）在国内大医院普遍开展，集中训练有素的专业医护人员，采用先进的监测仪器和技术，对重大手术及危重病人的救治充分发挥了作用；70 年代，我国疼痛治疗工作有了新进展，在临床以神经阻滞为主，许多医院开设了疼痛诊疗门诊和病室，对某些疼痛的机理开展研究。

麻醉科室的创建和健全，不断开展应用新的麻醉药物和方法，逐步扩大工作范围，使我国麻醉学科得到快速发展。

二、麻醉专业的成就

麻醉科室的普遍建立和临床业务工作进展，具体在医疗、教学、科研和专业干部培养等诸方面做出成绩。随之蓬勃开展了麻醉学术交流，首先在 1964 年在南京召开了第一次全国麻醉学术会议，这次会议是与全军麻醉专业组（组长李德馨、王景阳）会议共同进行，会议集中反映了我国麻醉专业在麻醉和复苏等方面的成就。1979 年在哈尔滨召开第二次全国麻醉学术会议，成立了中华医学会麻醉学会，尚德延当选为首届主任委员，并筹备出版《麻醉学》杂志。随后每隔 3～4 年召开一次全国麻醉学术会议，迄今已在江西、广州、北京、上海、沈阳、海口等地举行过 8 次全国会议。各省自治区及直辖市相继成立了麻醉学会，组织专业人员积极开展学术交流。此外，每年还举办全国性麻醉专题或临床讨论会，如小儿、老年、心胸、口腔、妇产、神经外科、危重疑难病例麻醉处理等临床麻醉学术会议，疼痛治疗、重症监测治疗、疼痛治疗和教育与管理学组。1997 年起，全国麻醉学会下设四个学组，即临床麻醉、重症监测治疗、疼痛治疗和教育与管理学组。1999 年起，每年举办全国麻醉学年会一次，年会期间举办知识讲座。这些会议对促进学术交流提高专业水平发挥了重大的作用。

1981 年创刊出版《中华麻醉学杂志》和《国外医学、麻醉学与复苏分册》后，相继有《临床麻醉学杂志》《实用麻醉学杂志》《疼痛学杂志》（现更名为疼痛）、《麻醉与重症监测治疗》等杂志出版发行。这些杂志刊出了具有一定权威性的专著，如吴珏主编《临床麻醉学》（1954）、《实用麻醉学》(1976),谢荣主编《麻醉学》(1959)、《中国医学百科全书·麻醉学》(1986),金士翱等译《局部麻醉学》(1959);刘俊杰、赵俊主编,全国34位学者参加编写的《现代麻醉学》(1987)等。这些专著都结合了我国临床麻醉各个领域的经验和资料,汲取国外的现代麻醉的理论与技术,对培养和提高麻醉工作者的业务水平、反映我国麻醉专业的成就具有重要的意义。此外,各地还出版了不少麻醉专著,如沈阳盛卓人主编《实用临床麻醉学》等,对麻醉专业的发展发挥了作用。

1986年在我国召开了北京国际麻醉学讨论会。1987年在北京召开了第一届中日临床麻醉讨论会,并协议每两年轮流在两国召开会议。1988年在华盛顿召开的第9届世界麻醉会议接纳我国为会员国。近年来,我国学者广泛地参加国际或各国、各地区的各种麻醉学术会议。通过会议学术交流,不仅介绍了我国麻醉学的发展和成就,同时汲取了国外的先进经验,以促进我国麻醉事业的发展。

三、麻醉队伍繁荣建设

20世纪50年代以来,我国加速麻醉专业人员的培养,提高和促进我国麻醉学科的发展。目前,我国从事麻醉专业的人数尚缺乏精确统计,估计全国有数万人。各级医院的麻醉科室通过住院医师培养、研究生教育、在职人员的讲修和继续教育等形式,不但专业人员数量不断增加,而且人员素质也不断提高,在我国大专院校科研机构和教学医院的麻醉科都有教授、研究员或主任医师等高级人员负责科室工作,其中不少人是学科带头人。1978年以来,我国建立了许多培养麻醉学研究生的网点,许多人担任博士生或硕士生导师。1986年,国家教委根据我国现实情况做出在医学院校开设麻醉专业的决定,徐州医学院创办了我国第一个麻醉学系,随后成立了全国高等麻醉学教育分会,编辑出版了《全国高等医药院校麻醉学专业教材》,为我国培养高级麻醉专业人才、补充新生力量起了重大作用。

随着国民经济的发展,对医疗保健事业的需求日益广泛。临床上许多新的复杂大型手术不断开展。这就要求有更多的麻醉专业人员,以满足临床的需要。另一方面,随着医学科学的进步,有关麻醉的新理论、新技术的学习应用,危重疑难病人的急救复苏,疼痛治疗工作的开展,因此要求不断提高专业人员的素质,不但要有现代医学及其他学科的基础知识,而且随着各科临床研究工作迅速进展,适应日益频繁的国内外交流和教学工作,需要不断地更新知识,以满足麻醉学现代化地要求。

第五节　麻醉学科的发展趋势和展望

当前,我们迎来了21世纪,作为生命科学重要组成部分的医学将涉及自然科学、技术科学和社会科学等学科。麻醉学是临床医学的重要组成部分,亦将顺应医学的发展潮流不断前进,同时也将面临许多新的问题,需要迎接严峻的挑战。

一、科学技术发展的新趋势

21世纪,生命科学将在自然科学的发展中占据重要地位,将物理世界和生命世界统一起来,将生命的最基本、最复杂的微观与宏观两极统一起来,运用生物技术进行分子生物学和量子生物学的广泛深入研究。另一方面,生态学向具有更复杂功能的生态系统乃至生物圈方向发展,即将分子、细胞、个体、群体、群落等生命的不同结构层,作为一个有机系统进行研究。预计未来二三十年,人类认识自身和生命的起源和演化过程将有重大突破,通过基因组织学、生物信息学和整合生物学的发展,将使人类从分子水平遗传、发育与进化、生长与衰老、代谢与免疫等方面的重要机制。基因组学和蛋白质组学的研究将获得人类基因的全部序列,绘制出人类蛋白质组图。人类遗传密码的破译将进入全新的信息时代,重大疾病如心血管病基因的发现和一些危害生命的疾病将得到防治,人的生理素质将得到改善。同时,对人体几百万种蛋白质功能的研究,可以设计出诊断和根治许多疾病的方法。在神经学方面,揭示人脑的奥妙,探索意识思维活动的本质,了解脑的组织构造原理,通过实验来研究分析导致意识思维活动的本质,了解脑的组织构造原理,通过实验来研究分析导致意识的新概念和新思想。掌握认知和智力活动的机理,攻克脑的疾病,同时利用人脑原理研制开发出智能计算机和像人一样思维和动作的机器人。纳米材料和纳米技术的应用,将制造出最小的机器——分子机器应用于生物医学方面,被用于探测细胞的运行机制,运用纳米探测器可以发现甚至修理一个分子出现的故障,并通过开关基因来防治疾病。

二、医学发展中出现的新问题

随着社会的进步和医药卫生事业的发展,在人口结构、疾病构成、医学模式等方面将发生新的变化,例如随着人均寿命的延长,我国 60 岁以上人口将超过总人口的 10%;到 2050 年,我国人口每 4 人就有一人超过 60 岁,中国人的平均寿命预期达到 70~80 岁,并有望突破 100 岁。在老年疾病中的癌症、脑血管和心血管疾病的发病率和死亡率将会上升,糖尿病、高血压病、老年性痴呆病人亦将增加,对这些病人的手术麻醉监测治疗等都会提出新的要求;另一方面,婴幼儿畸形手术的年龄愈来愈小,例如北京阜外心血管医院近 5 年来为小于 3 岁婴幼儿行心脏手术已占先天性心脏病手术的 20% 以上,目前有些国家进一步在胎儿中施行修复手术,随着胎儿外科学的发展,将对胎儿(包括孕妇)的麻醉如何施行需要研究探讨。医学的工作范围亦从生命的生到死,扩展到生前(胎儿期)和死后(心肺脑复苏),由于医学模式的变化,将从生物医学模式转化为生物-心理-社会模式,亦将在临床麻醉以及危急症加强医疗和疼痛治疗方面发生影响,例如在临床麻醉某些新技术的开展应用、危重病人的临终复苏、晚期癌症病人的安乐死等,将涉及医学伦理、心理学、社会学等方面的问题,不是单纯依靠医疗技术就可以圆满解决的,麻醉医师必须根据医学发展的新情况解决新问题。

三、新科技在麻醉的应用

21 世纪是一个高科技、高信息、高速度发展的时代,麻醉学的现代化需要不断学习和掌握高科技知识,更快更多地了解新的信息。随着高科技在麻醉工作中的应用,在麻醉机呼吸器及各种循环、呼吸、神经肌肉等功能监测仪器设备和操作技术方面,都不断采用新的医学工程技术,例如具有微电脑控制的麻醉机和呼吸器,利用气相色谱仪、质谱仪、红外线气体分析仪等监测人体及呼吸回路的气体及药物浓度,利用阻抗血流图、光纤多普勒血流速度仪、超声心动图等监测心功能,利用定量脑电图、诱发电位、经颅多普勒超声技术等监测脑血流和脑功能等,大大提高了麻醉和危重病人的诊断治疗水平。对于临床上应用的高科技医疗设备,例如 CT、磁共振、正电子发射断层显像(PET)等先进技术设备的影像医学,提供丰富、便捷的从平面到立体、从定性到定量的诊断治疗技术,亦将为临床麻醉如某些复杂神经阻滞的解剖定位、危重症及疼痛病人的诊断治疗提供极其精确可靠的诊治手段。在麻醉基础理论方面,医学分子生物学、生物物理学和生物化学、神经生理学、麻醉药理学以及免疫、遗传等各个学科提供了许多新概念、新学说和新理论,临床医学各个学科的发展亦将给麻醉学提供许多新观点、新问题和新要求,许多新的科技知识需要很好地学习研究应用。当今处在知识爆炸的高度信息时代,大量文献资料快速的发展传播,要求我们必须学会应用电子计算机技术。随着信息技术的发展,计算机向超高速、小型化、智能化、并行处理方向发展。未来的网络技术将向超高速和多功能方向发展,使信息的传输、处理和交换更加快捷、方便和经济。通过电脑网络可以快速查询、掌握最新的麻醉学术动态和科技成果。至于在日常医疗、科研、教学工作中,电子计算机的应用帮助我们收集整理分析计算各种资料数据、麻醉记录等,日益成为日常工作中形影不离的有力工具。我们一定要不断地学习新科技、掌握新信息,进一步发挥麻醉专业的作用。

第二章　麻醉方法

第一节　局部麻醉

利用药物阻滞神经传导的功能,使麻醉作用局限于躯体某一部分称为局部麻醉。局部麻醉包括局部表面麻醉、局部浸润麻醉、局部静脉麻醉和局部神经阻滞。

一、一般原则

(1)局部麻醉一般由手术者或麻醉医师实施。因此,操作者应熟悉所用局麻药的药理性质和不良反应,并具有处理意外事件的能力。

(2)麻醉前患者应禁食 8 h、禁饮 4 h 以上。对于不能合作而又必须行局部麻醉者,可在基础麻醉下施行。

(3)麻醉前应询问患者对局麻药有无不良反应,并根据需要选择适当的局麻药及其浓度和用量。用药前应至少有两人对药物名称和浓度进行核对。

(4)麻醉应完善,完全阻滞疼痛传导路径,以达到无痛和避免疼痛刺激引起的全身反应。

(5)麻醉前或麻醉期间可适当应用镇静、镇痛药,以降低大脑皮质的兴奋性。

二、表面麻醉

局麻药直接与黏膜接触后,穿透黏膜作用于神经末梢而产生局部麻醉作用。

(一)适应证

眼、耳鼻喉、气管、尿道等部位的黏膜麻醉。不同部位应选择不同药物浓度,如角膜选用较低浓度的药物。

(二)给药方法

用喷雾器喷于黏膜表面,用棉球涂抹在黏膜表面,以棉球或纱条填充。为达到完善的麻醉作用,须重复给药,一般 2～3 次,每次相隔 5 min 左右。

(三)常用药物

2%～4%利多卡因,1%～2%丁卡因。

(四)不良反应

局麻药毒性反应、局部组织刺激、过敏反应等。

三、局部浸润麻醉和局部神经阻滞麻醉

将局麻药注入手术区域的组织内,阻滞神经末梢而达到局部麻醉效果,称为局部浸润麻醉。将局麻药注入支配手术区域的外周神经周围,达到局部麻醉效果,称为局部神经阻滞麻醉。

（一）适应证

体表短小手术、有创性检查和治疗术。

（二）禁忌证

（1）注药区域感染。

（2）不合作的患者或精神异常者。

（3）对局麻药过敏者。

（三）常用药物

局部浸润麻醉和局部神经阻滞麻醉，常用药物见表2-1。

表2-1　常用局麻药的浓度和极量

药物	表面麻醉	局部浸润麻醉	局部神经阻滞	神经丛、干阻滞	硬膜外阻滞
普鲁卡因		0.5%～1% 1 000 mg			
丁卡因	0.25%～1% 40 mg		0.1% 75 mg	0.15%～0.2% 75 mg	0.2%～0.3% 75 mg
利多卡因	2%～4% 200 mg	0.5%～1% 400 mg	1%～2% 400 mg	1%～2% 400 mg	1%～2% 400 mg
丁哌卡因			0.125%～0.5% 200 mg	0.25%～05% 200 mg	0.5%～0.75% 200 mg
罗哌卡因		0.25%～0.5% 200 mg	0.25%～0.5% 200 mg	0.25%～0.5% 200 mg	0.5%～0.75% 100～150 mg

＊此系成人剂量，使用时还需根据具体患者决定。

四、局部静脉麻醉

将手术区域的静脉回流阻断，将局麻药注入，通过弥散而阻滞神经末梢，达到局部麻醉效果，称为局部静脉麻醉。

（一）适应证

（1）肢体远端短小手术。

（2）治疗局限于肢体远端的反射交感性营养不良性疼痛。

（二）操作方法

（1）患者仰卧位，在需要行治疗的肢端留置静脉内导管，抬高肢端使血液尽量回流，用弹力绷带对肢体驱血，在肢体近端放置双止血带，将上面的止血带充气至高于患者收缩压100 mmHg的压力。

（2）将0.5%利多卡因30～50 ml注入患肢静脉。

（3）注入药物约10 min后，将下面的一根止血带充气，将上面的止血带放气。下面的止血带充好气后等待10～15 min。将止血带放气至压力刚刚低于收缩压，几秒钟后重新充气并密切观察有无局麻药中毒反应。不断重复此操作的同时，逐渐降低袖带压力使局麻药缓慢流出。一旦出现局麻药中毒迹象，立即将袖带重新充气5 min或直至局麻药中毒迹象减轻。止血带彻底放气后，移除止血带和静脉内导管。

（4）局部麻醉作用持续 1～2 h。

（三）注意事项

（1）静脉内局部麻醉的主要副作用是注射部位和邻近静脉的静脉炎。应用酯类局麻药并伍用其他药物时更易出现。

（2）服用阿司匹林的患者，可能在止血带远端出现点状皮下出血。

（3）静脉内局部麻醉的主要并发症是继发于止血带失效或不适当的操作导致的局麻药中毒反应。因此，静脉内局部麻醉绝不能在设备及人员没有做好充分复苏准备的情况下实施。

五、并发症及其防治

（一）局麻药中毒反应

局麻过程中，如果发现患者烦躁不安、面色苍白、恶心、呕吐时，应立即停止注药、给氧，保持呼吸道通畅，必要时给予镇静药。若出现惊厥，立即止痉，可静脉滴注咪达唑仑 0.05～0.1 mg/kg 或 2% 硫喷妥钠 1～2 mg/kg 或地西泮 5～10 mg；惊厥仍未能控制，可静脉注射琥珀胆碱 1～2 mg/kg，并同时实行人工控制呼吸。积极维持循环功能，例如用血管收缩药维持血压于正常范围。一旦发生呼吸、心搏骤停，立即施行有效的心肺复苏术。

（二）局麻药变态反应

局麻药变态反应的发生率虽很低，但亦应有所警惕。一旦发生应立即对症治疗。

六、注意事项

（1）严格执行药品查对制度。

（2）严格掌握单位时间内局麻药的安全用量，杜绝逾量。

（3）对缩血管药物无禁忌证者，局麻药液中宜加入适量肾上腺素（1:20 万～1:50 万），以收缩局部血管，延长麻醉作用时间，减少局麻药毒性反应。但于指、趾、耳郭或阴茎根部注射时，禁忌加入肾上腺素或其他血管收缩药。

（4）为避免局麻药误入血流，注药前或改变针尖位置后均需先做回吸试验，无血液回流时才能注药。

（5）麻醉手术期间应严密观察病情，并备有人工呼吸等急救物品。

第二节　基础麻醉

一、适应证与禁忌证

（一）适应证

（1）不合作的小儿或精神极度紧张的患者。

（2）全麻诱导前用以缩短或缓解麻醉兴奋期，减少麻醉药用量。

（二）禁忌证

（1）呼吸道有急性炎症的患者慎用。

（2）严重肝、肾功能不全者慎用。

(3)对静脉麻醉药过敏者禁用。

二、麻醉前准备

三、常用药物及给药途径

(1)依托咪酯 0.15~0.3 mg/kg 静脉注射。

(2)1%丙泊酚 1~2 mg/kg 静脉注射,维持可用 67~100 μg/(kg·min)静脉输注。

(3)氯胺酮 4~6 mg/kg,肌内注射。

(4)咪达唑仑 0.01~0.03 mg/kg,静脉注射。

四、注意事项

(1)基础麻醉用药量需因人而异,以达到睡眠状态,但不影响呼吸、循环为限;静脉注射时应适当稀释缓注。

(2)除氯胺酮外,用于基础麻醉的药物均无明显镇痛作用,手术和气管插管等操作不能在单纯基础麻醉下施行。氯胺酮基础麻醉下也只能施行体表短小手术,且宜与其他静脉麻醉药复合应用。

(3)给药时注意血流动力学及呼吸状态的变化。

第三节　颈丛神经阻滞

一、适应证与禁忌证

(一)适应证

(1)颈浅丛阻滞只适用于颈部浅表手术。

(2)颈深丛阻滞适用于颈部短小手术:①甲状腺手术;②颈动脉内膜切除术;③喉切除术;④颈椎手术;⑤颈淋巴结活检或切除术;⑥气管造口术。

(二)禁忌证

(1)颈部巨大肿块且有气管压迫、气管移位、呼吸道难以保持通畅者。

(2)穿刺部位有感染者。

(3)禁忌同时行双侧颈深丛阻滞。

(4)颈椎损伤、脱位等颈部需制动患者。

(5)精神极度紧张不合作者及小儿不宜选用。

二、操作方法

1.麻醉前准备

备齐麻醉机、氧气、气管插管用具及急救药品。

2.确定穿刺点

患者去枕平卧,头偏向对侧,双上肢自然平放于身体两侧。麻醉医师站在患侧,嘱患者做抬头运动,显露胸锁乳突肌,定其后缘中点为 C4 穿刺点;乳突尖下方 1.5 cm,胸锁乳突肌后缘定为 C2 穿刺点;C2 与 C4 连线中点即为 C3 穿刺点。

3.颈浅丛阻滞

体位同上。用 7G 针头在 C4 穿刺点处垂直进针,遇有轻度筋膜脱空感即达胸锁乳突肌的筋膜下,回抽无血、液体、气体,即可注入局麻药 8～10 ml。

4.颈深丛阻滞

体位同上。用 7G 针头分别在 C2、C3、C4 穿刺点处垂直进针,直至抵达相应颈椎横突,回抽无血或液体后各穿刺点注药 3～5 ml。根据手术部位需要,深丛阻滞一般只需阻滞 1～2 个点。

5.改良一点法颈深丛阻滞

在 C4 处穿刺,有骨质感停止进针,即为 C4 横突,回抽无血或液体后注药 6～8 ml,可达到同样效果。

三、常用药物

(1)1%利多卡因+0.1%丁卡因。

(2)1%利多卡因+0.25%丁哌卡因。

(3)0.25%丁哌卡因。

(4)0.25%～0.375%罗哌卡因。

四、并发症及其防治

1.局麻药中毒反应

2.全脊麻或高位硬膜外间隙阻滞

可因局麻药液误入蛛网膜下隙或硬膜外间隙所致。颈深丛阻滞时,若针深超过 3～3.5 cm 仍未触及颈椎横突,则不应盲目继续进针,应重新判定穿刺点的位置和进针方向是否有误;注药前需回抽注射器,无血或液体后缓慢注入,同时观察有无呼吸困难。一旦出现全脊麻或高位硬膜外阻滞症状,应立即支持呼吸与循环。

3.霍纳综合征

因颈交感神经阻滞所致,无须特殊处理,3～5 h 后恢复。

4.喉返神经阻滞或膈神经麻痹

前者可出现声音嘶哑或失声,重者有呼吸困难,短时间可自行恢复;若膈神经同时被阻滞,可出现胸闷和呼吸困难,吸氧可缓解,必要时进行人工辅助呼吸。

5.椎动脉刺伤后引起出血

穿刺及注药时注意回抽,发现有动脉血回流应立即停止注药,并压迫止血。

第四节　臂丛神经阻滞

一、适应证与禁忌证

(一)适应证

(1)肌间沟法臂丛阻滞适用于肩、上臂中、上 1/3 以下及桡侧手术,易出现尺侧阻滞不全。

(2)锁骨上法臂丛阻滞适用于上臂上 1/3 以下的手术,上臂上 1/3 部位常出现阻滞不全。

（3）腋路阻滞法适用于肘关节以下的手术，易出现桡侧阻滞不全。

（4）上肢疼痛的镇痛与治疗。

（二）禁忌证

（1）穿刺部位有感染。

（2）精神高度紧张或不合作者不宜选用；小儿可在基础麻醉下进行。

二、操作方法

（1）备齐麻醉机、氧气、气管插管用具及急救药品。

（2）肌间沟法：患者去枕仰卧位，头偏向对侧，患侧肩下垫薄枕，上肢紧贴身旁。胸锁乳突肌后缘触及前、中斜角肌与肩胛舌骨肌共同形成的一个三角形间隙。选择间隙靠近底边为穿刺点。常规消毒皮肤后，手持 7G 注射针头，垂直于皮肤刺入此沟，针尖略向下、向后方推进。当患者诉有异感时停止进针，固定针头，回抽无血液、脑脊液和气体，即可注入局麻药 15～25 ml。若无异感，只要穿刺部位、方向和深度正确，也可注药；如肩胛舌骨肌触摸不清，在锁骨上 2 cm 处为穿刺点。

（3）锁骨上法患者体位同"肌间沟法"。锁骨中点上缘触及锁骨下动脉搏动点，此处外侧 0.5 cm，锁骨中点上缘上 1～1.5 cm 为进针穿刺点。进针方向指向第 3 胸椎椎体（针尖方向向内、向后、向下），深度一般为 1～2.5 cm。进针中发现异感，提示触及臂丛神经，回抽无血、元气即可注入局麻药 15～25 ml。

（4）腋路法患者平卧去枕，患肢外展 90°，屈肘 90°，显露腋窝，在腋窝处触及腋动脉搏动，取搏动强烈段为穿刺点。常规消毒皮肤，以手指固定腋动脉，持 7G 注射针头，紧贴动脉旁刺入，可见针头随动脉搏动而明显摆动，亦可出现异感。然后固定针头，回抽无血，即可注入局麻药 20～40 ml。注射完毕腋部可出现一梭状肿胀，提示局麻药注入腋鞘。按摩局部，帮助药物扩散。

三、常用药物

（1）1%～1.5%利多卡因。

（2）1%利多卡因＋0.1%丁卡因混合液。

（3）1%利多卡因＋0.25%丁哌卡因混合液。

（4）0.25%～0.375%罗哌卡因。

四、并发症及其防治

（1）局麻药中毒反应见"局部麻醉"。

（2）肌间沟法可出现霍纳综合征、喉返神经或膈神经阻滞等并发症，预防及处理同"颈丛阻滞"。

（3）气胸：肌间沟法阻滞后，患者出现胸闷，提示有发生气胸可能。阻滞前、后应进行两肺听诊比较。若出现患侧呼吸音明显减弱，伴呼吸困难即疑有气胸，应及时行 X 线检查。肺压缩低于 20%可进一步观察，同时吸氧，待其自然恢复；若肺压缩高于 20%并有明显症状，应行闭式引流术。

（4）肌间沟法有误入蛛网膜下隙或硬膜外间隙的可能性，应加强对意识、呼吸及循环功能的监测。

第五节　蛛网膜下隙阻滞

将局麻药注入蛛网膜下隙,作用于脊神经根而使相应部位产生麻醉作用的方法,称为"蛛网膜下隙阻滞",习称"脊椎麻醉",简称"脊麻"或"腰麻"。

一、适应证

(1)下腹部、腰部、盆腔、下肢、肛门及会阴部位的手术麻醉。

(2)截瘫患者以上部位顽固性疼痛,选择性神经根毁损治疗。

二、禁忌证

婴幼儿、休克、血容量不足、严重水和电解质及酸碱平衡失调、恶病质、凝血功能障碍者、严重高血压、颅内高压、中枢神经系感染及其后遗症、脊柱畸形、穿刺部位感染视为绝对禁忌证。老年人、孕妇、儿童、高血压患者、心脏病患者或不合作者慎用。

三、操作方法

(1)备好麻醉机、氧气、气管插管及急救药品。

(2)体位:患者取侧卧位,头前屈垫枕,背部贴近手术台边缘并与手术台平面垂直,双手抱膝,膝部贴腹和胸壁。若患肢不能屈曲,可取被动体位,健肢屈曲。肛门会阴部手术亦可取坐位。

(3)穿刺点:一般选择 L3～L4 或 L4～L5。两侧髂嵴连线与脊柱相交处相当于 L3～L4 棘突间隙或 L4 棘突,不同的个体间稍有差异。

(4)穿刺方法:腰椎穿刺术必须严格执行无菌技术。常规皮肤消毒(范围上至肩胛下角,下至尾椎,两侧至腋后线),然后检查腰穿针与针芯是否匹配。

1)直入法穿刺:在穿刺点棘突间隙中点先行局麻。腰椎穿刺依次经皮肤、皮下组织、棘上和棘间韧带、黄韧带和蛛网膜,进入蛛网膜下隙,抽去针芯,见脑脊液流出。

2)侧入法穿刺:在棘突间隙中点旁开 1～1.5 cm 处穿刺,穿刺针斜向中线进针。穿刺成功后,拔出穿刺针芯,见脑脊液流出。然后将配制好的局麻药液缓慢注入,一般 10～30 s 注完后退针,局部以无菌敷料覆盖。

(6)调节平面:影响麻醉平面的因素很多,如穿刺间隙、体位、用药剂量、浓度、容积、比重、注药速度、局麻药性能、穿刺针粗细、斜面方向、脊柱弯曲以及患者的病理生理状况(如腹内压增高)等。根据手术需要,利用上述因素调节平面。

四、常用药物

(1)丁卡因重比重液:1% 丁卡因 1 ml,加 10% 葡萄糖液和 3% 麻黄碱各 1 ml,配制成 1:1:1 溶液。

(2)丁哌卡因重比重液 0.5% 或 0.75% 丁哌卡因 2 ml(分别为 10 mg 或 15 mg)加入 10% 葡萄糖液 1 ml,共计 3 ml。

（3）丁哌卡因等比重液：直接使用 0.5% 的丁哌卡因，或用 0.75% 的丁哌卡因 2 ml 加脑脊液 1～3 ml。

上述配方，根据需要在蛛网膜下隙内注入 1～3 ml。

五、麻醉并发症及其防治

1.低血压

主要由于相应阻滞区域交感神经被阻滞，阻滞区血管扩张及血容量相对不足所致。麻醉平面过高阻滞心脏交感神经，也会引起低血压。处理方法：加快输液速度，吸氧，麻黄碱静脉滴注，合并心率减慢时加注阿托品。

2.呼吸抑制

麻醉平面过高，导致肋间肌麻痹，胸式呼吸抑制。若平面超过 C，则可致膈肌麻痹，腹式呼吸抑制。处理：面罩供氧，辅助呼吸。若出现全脊麻，则应立即行人工呼吸支持，同时维持循环功能稳定。

3.头痛

分低颅内压性、高颅内压性头痛。前者因脑脊液外漏所致，后者系化学药物刺激或感染所致。处理：低颅内压性头痛者，应绝对卧床，静脉补液，早期进食和饮水。必要时给予镇静、镇痛药或辅以针灸、中药治疗等。高颅内压性头痛给予相应处理。

4.尿潴留

由于支配膀胱的神经恢复较晚或术后疼痛所致。处理：可给予针灸、药物治疗，必要时导尿。

5.脑神经麻痹

很少发生，主要是第 6 对和第 7 对脑神经。如展神经在颞骨岩部伸展或受压，引起神经麻痹，多发生在术后 2～21 天，可引起斜眼症和复视，一般 3～4 周内恢复；但有永久性麻痹者，可用 B 族维生素及对症治疗。

6.马尾神经综合征

表现为直肠功能失调、会阴感觉消失、下肢异感或足下垂、尿潴留等，一般数周或数月内恢复，主要为穿刺时损伤或局麻药的毒性作用等。

7.化脓性脑脊膜炎

主要为无菌操作不严，穿刺点感染或患者有败血症，重者可致死亡。

8.假性脑膜炎

即无菌性或化学性脑膜炎。发生在脊麻后数小时至数天，发病急，主要临床表现为头痛、颈项强直、凯尔尼格征阳性，有时复视、眩晕、呕吐。由于不能完全排除蛛网膜下隙感染，一般用抗生素处理，多数患者 1 周左右症状会消失。

9.下肢瘫痪

是一少见严重并发症，多由药物化学刺激引起的粘连性蛛网膜炎造成。因此在局麻药配制时，应注意药物的纯度、浓度及渗透压等，穿刺时应防止出血。粘连性蛛网膜炎潜伏期为 1～2 天，从运动障碍，甚至发展为完全肢体瘫痪。无特效疗法，主要是对症治疗促进神经功能的恢复。手术治疗效果不佳。

10.脊髓炎

此类脊髓的炎性反应并非由细菌感染引起,而是局麻药对含脊髓磷脂组织的影响。患者表现为感觉丧失及松弛性麻痹。症状可能完全恢复,也可能有一定加重,也可能终身残疾。

第六节　硬膜外隙阻滞

一、适应证与禁忌证

(一)适应证

(1)手术麻醉:凡适用于蛛网膜下隙阻滞麻醉的手术均可采用硬膜外麻醉。颈部、上肢及胸部也可应用,但管理较复杂。

(2)分娩镇痛。

(3)疼痛治疗。

(二)禁忌证

同"蛛网膜下隙阻滞"。禁用于凝血功能障碍性疾病或抗凝治疗期的患者。

二、操作方法

(1)备好麻醉机、氧气、气管插管及急救用药等。

(2)体位:同"蛛网膜下隙阻滞"。

(3)选择穿刺点:一般可选与手术切口中点相应的脊神经节段上下一个间隙,胸壁手术选择 T4～T4 椎间隙,上腹部手术选择 T8～T10,下腹部、盆腔及下肢手术选择 L2～L5。颈部疼痛治疗 C5～T1。

(4)穿刺方法:常规消毒,铺无菌巾。穿刺前应仔细检查穿刺针及硬膜外导管是否完整通畅和匹配。

1)直入法穿刺:在穿刺点做皮丘及皮下浸润麻醉;换粗针破皮;取 16 号或 18 号硬膜外穿刺针,刺入皮肤、皮下组织、棘上韧带和棘间韧带后,缓慢推进,突破黄韧带进入硬膜外隙,一般采用"突破感"和负压吸入法作为判断穿刺针进入硬膜外隙的指征,不赞成将空气作为阻力消失法的媒介。

2)侧入法穿刺:穿刺点离中线 1 cm,经皮肤、皮下组织,斜向黄韧带推进,突破韧带进入硬膜外隙。

单次硬膜外阻滞时,即可注入局麻液。若采用连续硬膜外阻滞,则经穿刺针置入硬膜外导管 3～4 cm,不宜超过 5 cm,一般向头端置管,经导管分次注入局麻药。

三、常用药物

(一)常用麻醉药

(1)利多卡因 1.5％～2％。

(2)罗哌卡因 0.375％～0.75％。

(3)丁哌卡因 0.5％,或左旋丁哌卡因 0.5％～0.75％溶液。

(4)丁卡因 0.2%～0.3%,或 1%利多卡因与 0.1%～0.25%的丁卡因混合液。在排除高血压、动脉粥样硬化等前提下,可以添加 1:20 万浓度的肾上腺素。除治疗外,目前已经较少使用高位硬膜外阻滞(穿刺点在 T6 以上),而是直接选用全身麻醉。

(二)辅助用药

(1)神经安定镇痛有利于患者镇痛、消除牵拉痛,一般用哌替啶和氟哌利多混合液,宜在手术进入腹腔前静脉滴注,根据生命体重监测结果及患者的体质情况决定注入量。

(2)咪达唑仑、丙泊酚、芬太尼等均可作为辅助用药。

四、麻醉并发症及其防治

1.全脊麻

系大量局麻药误入蛛网膜下隙所致,即刻呼吸抑制、血压骤降,意识亦可消失,不及时处理可导致心搏骤停。处理:立即人工呼吸支持,先行面罩加压人工通气,必要时气管内插管,人工呼吸,同时支持循环。心搏骤停时即行心肺复苏。

2.局麻药中毒反应

见"局部麻醉"。

3.脊髓、脊神经根损伤

多因穿刺损伤所致。脊髓横贯性损伤可致截瘫,神经根损伤可致相应分布区域麻木、痛觉异常、运动障碍。一般给予对症处理。

4.硬膜外血肿

多发生于凝血功能障碍者。重者可因血肿压迫脊髓而出现截瘫。对反复穿刺或有出血者术后应加强随访。若术后脊神经功能未能正常恢复,即应警惕。必要时应尽早做 CT 或 MRI 检查。一旦确诊,尽快手术减压。

5.硬膜外脓肿

可因局部污染或脓毒血症血行播散致硬膜外隙感染。患者多伴有高热、白细胞升高、背部剧痛和进行性加重的脊髓压迫症状。CT 和 MRI 检查可帮助诊断。处理原则:应用足量敏感的抗生素和手术引流减压。

6.断针、断管

重在预防,必须使用合格的穿刺针和硬膜外导管,切忌从针内抽拔导管。遗留在硬膜外隙的断管可先不做处理,使用抗生素预防感染,出现感染或出现神经根压迫症状可手术取出。出现拔管困难可暂缓拔管,局部使用局麻药让其松弛或患者情绪稳定后再试行拔管。硬膜外导管一次性使用。

7.脊髓前动脉综合征

为脊髓前动脉血流障碍引起脊髓前角缺血或坏死。临床表现主要为运动功能障碍。诱因可能有:①脊髓前动脉原有病变;②肾上腺素含量过高致血管持续性收缩;③麻醉期间长时间低血压。预防措施主要为术中维持血压稳定,控制肾上腺素浓度不要过高。

五、注意事项

(1)严格掌握硬膜外麻醉的适应证。病情危重(休克、血容量不足、腹内脏器破裂出血等)、手术复杂而创伤大、出凝血功能障碍或老年患者宜慎用或不用。特别是高位硬膜外麻醉管理复杂,更应慎用。

（2）注入麻醉量局麻醉药前均需行试验量注射,一般注入试验量 3～5 ml,观察 5 min,若无蛛网膜下隙阻滞征象再分次追加局麻药,谨防全脊麻。

（3）按椎间隙解剖学径路仔细穿刺至硬膜外隙,切忌粗暴,以免损伤脊髓。

（4）严禁从穿刺针内向外拔硬膜外导管,避免断管。

（5）穿刺前应先开放静脉。

（6）注药后观察患者反应,有无脊麻征象,监测血压、脉搏、呼吸、神志、SpO_2 等,及时测定麻醉平面。

（7）严格掌握局麻药安全用量,谨防愈量中毒。

（8）严格无菌操作。

（9）适当应用辅助药,切忌以辅助药作为硬膜外阻滞不全的弥补。

第七节　腰-硬联合阻滞

一、适应证与禁忌证

（一）适应证

下腹部手术,髋关节、下肢手术,盆腔、肛门会阴部手术,分娩镇痛。

（二）禁忌证

对不适合选择腰麻、硬膜外麻醉的患者,手术均不能使用此麻醉方法。

二、操作方法

（1）备好麻醉机、氧气、气管插管及急救药品。

（2）体位同"蛛网膜下隙阻滞"。

（3）选择穿刺点同"蛛网膜下隙阻滞"。

（4）穿刺方法常规消毒,铺无菌巾,穿刺前应仔细检查穿刺针及硬膜外导管是否完整通畅和匹配。一般在 L3～L4 间隙置入硬膜外导针（方法与步骤见"硬膜外隙阻滞"）,经验证明硬膜外导针达硬膜外隙后,经该硬膜外导针置入笔尖样腰穿针,腰穿针通过硬膜外针的开口处刺破硬膜进入蛛网膜下隙,腰穿针刺破硬膜时通常有突破感觉,拔除针芯后有脑脊液流出,经腰穿针向蛛网膜下隙注药完成后拔除腰穿针,再将硬膜外导管通过硬膜外导针置入硬膜外隙 4～5 cm,拔除硬膜外导针,固定硬膜外导管,保证硬膜外导管在硬膜外隙 3～4 cm。由于笔尖样腰穿针尖为盲端,注药侧孔距针尖有一定的距离,该针进入蛛网膜下隙较深后才能获得脑脊液。或先在 L2～L3 间隙硬膜外穿刺置入硬膜外导管,在 L3～L4 间隙或 L4～L5 间隙进行蛛网膜下隙阻滞。

三、常用药物

常用药物见"蛛网膜下隙阻滞"和"硬膜外隙阻滞"。

四、并发症及其防治

（1）低血压处理同"蛛网膜下隙阻滞"。

（2）呼吸抑制处理同"蛛网膜下隙阻滞"。

（3）蛛网膜炎必须严格遵循无菌操作。

五、注意事项

（1）应先开放静脉再穿刺。

（2）如果蛛网膜下隙注药后，不能顺利置入硬膜外导管应立即拔除联合穿刺针，置患者于平卧位，及时调控脊麻平面。切勿忽略脊麻平面的控制。

（3）待蛛网膜下隙阻滞平面开始消退或手术结束施行硬膜外隙术后镇痛时，才经硬膜外隙导管注药。注药时严密观察患者的反应，防止静脉内注药或药物误入蛛网膜下隙，造成严重、致命的并发症。

（4）置入硬膜外隙导管时，导管有可能进入蛛网膜下隙，应重视。因此，硬膜外隙导管注药前，均应回吸检查有无脑脊液或血液。先给试验剂量 3～5 ml，无脊麻征象后再给余量。

（5）蛛网膜下隙注药后，再经硬膜外隙导管注药，注药量通常比单纯硬膜外隙阻滞时要少且阻滞平面易于扩散。因此，为防止阻滞平面过广，导致循环、呼吸严重抑制，经硬膜外隙导管注药时应分次注入，密切观察患者。

第八节　骶管阻滞

一、适应证与禁忌证

（一）适应证

直肠、肛门和会阴部手术。

（二）禁忌证

骶裂孔畸形或穿刺部位感染。

二、操作方法

1.麻醉前准备

2.体位

患者取侧卧位或俯卧位。

3.定位

用手指先摸到尾骨尖，再沿尾骨中线向上 3～4 cm，可感觉到一呈"V"形或"U"形的弹性凹陷，即为骶裂孔。骶裂孔中心与两髂后上棘相互连线，呈等边三角形，可作为定位的参考。

4.穿刺方法

常规消毒铺无菌巾，在骶裂孔中央局部浸润麻醉。用 16G 或 18G 粗短针穿过皮肤、皮下组织，穿刺针与皮肤约呈 45°，刺破韧带可有落空感。进针深度成人为 3～4 cm，小儿为 1.5～2 cm，注入生理盐水无阻力，回吸无血液或脑脊液，即可注入试验量 4～5 ml。5 min 后观察无脊麻征象,再将余量一次注入。亦可置管后连续用药。

三、操作方法

常用药物有1%利多卡因加0.2%丁卡因混合液(内加1:20万肾上腺素)或0.5%丁哌卡因溶液,成人20~25 ml。

四、注意事项

(1)穿刺针尖不得超过骶2水平(平髂后上棘连线),以免刺破脊膜,导致大量局麻药液进入蛛网膜下隙,出现麻醉平面意外升高或全脊麻。

(2)单次给药时,要注意局麻药的中毒反应。

(3)骶管腔血管丰富,如回抽有血应放弃,改L4~L5或L5~S1硬膜外阻滞,向尾侧置管,一样可以达到骶管阻滞的效果。

第九节 全身麻醉

全身麻醉药经呼吸道吸入、经静脉或肌内注射进入体内,产生中枢神经系统的抑制,临床表现为神志消失、全身痛觉丧失、遗忘、反射抑制和骨骼肌松弛,称为"全身麻醉",简称"全麻"。这种抑制是完全可逆的,当药物被代谢或从体内排出后,患者的神志及各种反射逐渐恢复。

一、常用吸入性全麻药物

(一)恩氟烷

麻醉效能强,最低肺泡有效浓度(MAC)为1.6%~1.7%。对呼吸道刺激小,但呼吸抑制明显,镇痛和肌松作用较氟烷好,心肌对儿茶酚胺敏感性增加作用轻,临床上广泛应用。麻醉诱导吸入浓度2%~5%,维持期浓度1.5%~3%。

(二)异氟烷

麻醉效能略强于恩氟烷,MAC为1.1%~1.3%。对循环的抑制作用较轻,麻醉后心肌对儿茶酚胺敏感性不明显增加;体内生物转化很少,对肝、肾功能影响小,亦为临床广泛应用。麻醉诱导吸入浓度1%~4%,维持浓度0.8%~2%。

(三)七氟烷

麻醉效能较异氟烷弱,MAC为1.5%~2.2%。但麻醉诱导和苏醒迅速。对循环有剂量依赖性抑制;呼吸抑制作用强于氟烷。体内代谢率为3.3%,对肝、肾功能影响小。麻醉诱导浓度可达4.5%,维持用1.5%~2.5%。

(四)地氟烷

为麻醉效能最低的含氟类吸入全麻药,MAC为6.0%~7.25%。因其血/气分配系数仅为0.42,故诱导和苏醒远比其他吸入麻醉药为快。对循环功能影响小,高浓度吸入可引起脑血管扩张。有良好的肌松作用。麻醉诱导可从3%起,数分钟内可增加至1MAC以上;维持用浓度一般为3%~6%。

(五)氧化亚氮(笑气,N_2O)

麻醉效能低,MAC 为 100%~105%。不能单独用于全麻,常与其他吸入性全麻药合用。30%~50%的氧化亚氮有镇痛作用,高浓度可抑制心肌。氧化亚氮必须与氧混合使用,维持期吸入气中的氧浓度不得低于 33%。停用氧化亚氮后必须经纯氧通气 5~10 min 或更长,以"洗出"氧化亚氮,避免弥散性缺氧。

二、常用于静脉全麻的药物

(一)镇静催眠药

1.γ-羟丁酸钠

系 γ-氨基丁酸的中间代谢产物,可阻抑中枢乙酰胆碱受体而产生长时间睡眠,无镇痛作用。该药可使咽喉反射迟钝、下颌松弛,便于气管内插管。有心率减慢和心脏传导延缓作用。不抑制网状激活系统,易有肌肉颤搐和锥体外束征。γ-羟丁酸钠主要用于全麻诱导和维持麻醉期睡眠。首次用量 50~100 mg/kg。避免用于有癫痫、惊厥史、心动过缓、心脏传导阻滞或低血钾患者。

2.依托咪酯

属速、短效催眠药。诱导和苏醒平和,无明显呼吸及循环抑制作用,可降低颅内压。常用剂量 0.2~0.4 mg/kg。慎用于服用抗高血压药、利尿药、钙通道阻滞药、单胺氧化酶抑制药或硫酸镁者,以免发生血压骤降。

3.丙泊酚

系速、短效催眠新药。苏醒迅速而完全,无兴奋和蓄积作用。对心血管抑制作用与硫喷妥钠相仿,但对呼吸抑制略重。常用剂量为 1~2 mg/kg 静脉滴注,或 60~100 μg/(kg·min)静脉输注维持。

4.氯胺酮

能抑制大脑联络径路和丘脑新皮质系统、兴奋边缘系统,临床表现为痛觉丧失,呈意识模糊浅睡状态。对心血管系统有间接兴奋和直接抑制作用,可使眼内压和颅内压升高;苏醒期可留有不愉快的梦幻记忆,故不宜单独应用,以免导致精神伤害。多用于短小或体表、四肢手术的麻醉。首次静脉滴注 1~2 mg/kg,或肌注 4~6 mg/kg;维持期可以 30~50 μg/(kg·min)持续输注。患有高血压、颅内高压、精神病、甲状腺功能亢进症、肺动脉高压、青光眼等内眼手术的患者不宜使用。

5.地西泮

为长效苯二氮䓬类镇静催眠药。有良好的抗焦虑、顺行性遗忘和抗惊厥作用,少有呼吸、循环抑制。首次剂量为 0.2~0.4 mg/kg。

6.咪达唑仑

为短效苯二氮䓬类镇静催眠药。水溶性,少有组织刺激。有良好的抗焦虑、顺行性遗忘和抗惊厥作用。首次剂量为 0.1 mg/kg。

7.硫喷妥钠

为速效巴比妥类催眠药。起效快,在体内易蓄积,苏醒慢,对循环抑制重。现较少使用。

8.氟哌利多

为丁酰苯类中枢镇静药,有良好的中枢抑制和抗呕吐作用。常用剂量为 0.1~0.2 mg/kg,持续 3~6 h。

(二)麻醉镇痛药

静脉复合全麻中应用麻醉镇痛药旨在最大限度地提高患者的痛阈,并借此对一些伤害性刺激所致的反射活动起一定抑制作用,维持麻醉平稳。临床常用的麻醉镇痛药有吗啡、哌替啶、芬太尼、舒芬太尼、瑞芬太尼。

(三)肌肉松弛药

常用的肌肉松弛药(简称:肌松药)有去极化和非去极化两大类。琥珀胆碱是前者的代表药,广为临床应用,虽有肌松作用出现快而完全、作用短暂、可控性强的特点,但其强烈而持续地去极化和自主神经节刺激作用易致颅内压、眼内压和胃内压升高及心律失常等副作用。在瘫痪、大面积烧伤或严重软组织损伤患者,琥珀胆碱可引起致命性高钾血症,应当忌用。非去极化型肌松药有阿曲库铵、顺阿曲库铵、泮库溴铵、维库溴铵、罗库溴铵等。阿曲库铵有组胺释放作用,偶可致严重过敏反应,应予以注意;泮库溴铵有较强的心脏解谜走作用,易引起心率加快,对心动过速患者应慎用;维库溴铵几乎无心血管系统副作用;罗库溴铵是目前起效时间与琥珀胆碱最接近的肌松药;维美松为短效的非去极化肌松药。

三、全身麻醉的诱导

全身麻醉的诱导是指患者接受全麻药后,由清醒状态到神志消失,并进入全麻状态后进行气管内插管这一阶段,称为全身麻醉诱导期。全麻诱导方法有以下两种。

1.吸入诱导法

常用于小儿,成人很少使用,以面罩吸入诱导。将麻醉面罩扣于患者口鼻部,开启麻醉药蒸发器并逐渐增加吸入浓度,使患者意识消失并进入麻醉状态。根据氧气流量和患者每分通气量的比率,吸入全麻方法分三种:①开放法,多用于小儿;②部分复吸入(半开放或半紧闭)法,临床常用的 Bain 回路;③全复吸入(紧闭)法,麻醉容易加深,用于成人和无排污装置的手术间,此法必须有性能良好的二氧化碳吸收装置。

2.静脉诱导法

先以面罩吸入纯氧 2~3 min;将选择的静脉麻醉药从静脉缓慢注入,同时严密监测患者的意识、循环和呼吸的变化;待患者神志消失后再注入肌松药;患者的呼吸受抑制或停止时,应用麻醉面罩进行人工呼吸;然后进行气管内插管。插管成功后立即与麻醉机连接,进行机械通气。

四、全身麻醉的维持

全身麻醉维持期的主要任务是维持适当的麻醉深度以满足手术的要求,消除各种不良反射,调控患者的生理功能,以保证循环和呼吸等功能的稳定。

1.吸入麻醉维持

(1)经呼吸道吸入一定浓度的吸入麻醉药,以维持适当的麻醉深度。

(2)目前临床上常将 N_2O-O_2-挥发性麻醉药合用维持麻醉。N_2O 的吸入浓度应低于70%,挥发性麻醉药的吸入浓度可根据需要调节,需要肌肉松弛时可加用肌松药。

(3)吸入 N_2O 时,应监测吸入氧浓度或脉搏氧饱和度(SpO_2),吸入氧浓度不低于30%。麻醉结束停止吸入 N_2O 后,应吸入纯氧5～10 min。

(4)挥发性麻醉药应采用专用蒸发器以控制其吸入浓度,有条件者可监测吸入麻醉药浓度。

2.静脉麻醉维持

经静脉给药维持适当的麻醉深度。静脉给药方法有单次、分次和连续注入法三种,应根据手术需要和不同静脉全麻药的药理特性来选择给药方法。单一的静脉全麻药仅适用于全身麻醉诱导和短小手术,而对复杂或时间较长的手术,多选择复合全身麻醉。为维持药物在体内的稳定,也可选择靶控输注静脉麻醉药和镇痛药。

3.复合麻醉维持

(1)指两种或两种以上的全麻药复合应用,也称"平衡麻醉",麻醉药彼此取长补短,以达到最佳临床麻醉效果。

(2)根据给药的途径不同,复合麻醉可分为全静脉复合麻醉、静-吸复合麻醉两种。全静脉复合麻醉是指在静脉麻醉诱导后,采用短效静脉麻醉药、麻醉性镇痛药和肌松药复合应用,以间断或连续静脉注射法维持麻醉。静-吸复合麻醉是在静脉麻醉诱导后,采用静脉注药和吸入麻醉药维持麻醉状态的稳定。

五、全身麻醉药物的应用

1.适应证

(1)全麻气管内插管。

(2)全麻期间维持肌肉松弛。

(3)消除机械通气时的人机对抗。

2.注意事项

(1)应用肌松药,应进行气管内插管,并施行辅助或控制呼吸。

(2)肌松药无镇静、镇痛作用,不能单独应用,应与全麻药配伍应用。

(3)由于应用琥珀胆碱后可引起短暂的血清钾升高、眼压和颅内压升高。因此,严重创伤、烧伤、截瘫、青光眼、颅内压升高者禁忌使用。

(4)合并有神经-肌肉接头疾患者,如重症肌无力,慎用非去极化肌松药,减少剂量。

(5)氯筒箭毒碱、阿曲库铵等肌松药具有组胺释放作用,有哮喘史及过敏体质者慎用。

(6)体温降低可使肌松药的作用延长;吸入麻醉药、某些抗生素(如链霉素、庆大霉素、多黏菌素)及硫酸镁等,可增强非去极化肌松药的作用。

六、麻醉苏醒

(1)手术结束前即停用麻醉药,适时拮抗非去极化型肌松药和麻醉药的残余作用。

(2)维持循环功能稳定。

(3)继续人工辅助呼吸,直至自主呼吸和保护性反射恢复正常。吸净呼吸道分泌物后拔除气管导管。

(4)继续给氧,监测生命指征。待神志恢复和生命指征平稳后护送患者回病房。

七、注意事项

(1)手术时间长和创伤大的复杂手术应选用气管内插管半紧闭或全紧闭吸入全麻。肝、肾功能不全者避免应用氟烷。有空气栓塞可能的手术(如坐位手术、右向左分流)、肠梗阻、张力性气胸、听力减退、肺动脉高压者禁用 N_2O 吸入。

(2)使用合格的专用蒸发器。实施吸入性全麻需持续监测呼吸气体的麻醉药浓度,根据病情和手术需要适当调节麻醉深度,严防麻醉过深。

(3)维持呼吸道通畅,保证适当的通气量和足够的吸入氧气浓度,持续监测 SpO_2,力求常规监测呼气末二氧化碳浓度,严防缺氧和(或)二氧化碳蓄积。

(4)加强心血管功能监测,合理补液、输血,维持循环功能和内环境稳定。

(5)静脉复合全麻期麻醉深浅不易识别。虽然多数患者麻醉偏浅,但也不宜盲目大量应用麻醉镇痛药和镇静催眠药,以免术后长时间呼吸抑制和苏醒延迟。若麻醉偏浅,可复合应用吸入麻醉药行静-吸复合麻醉;也可适量应用血管扩张药控制血压;但不宜随意应用 β 受体阻断药减缓心率,以免发生严重循环抑制。

第十节　全麻-硬膜外阻滞联合麻醉

全麻复合硬膜外阻滞联合麻醉技术主要应用于胸、腹部手术的麻醉,与单纯硬膜外阻滞或单纯全麻相比,具有独特的优势。

一、适用范围

(1)胸内手术,如食管、肺、纵隔。

(2)胸壁手术。

(3)上腹部手术,如贲门、胃、复杂胆管、肝脏、胰腺、十二指肠、脾脏等。

二、麻醉操作

(1)根据手术切口中点选择硬膜外阻滞穿刺点。

(2)局部麻醉药一般可选 1% 利多卡因或 0.25% 丁哌卡因混合液,内加 1:20 万肾上腺素。

(3)实施硬膜外麻醉(详见"硬膜外隙阻滞"),确定阻滞平面。

(4)实施全身麻醉(详见"全身麻醉")。

术中可根据麻醉深浅追加局麻药。

三、注意事项

(1)麻醉前准备与麻醉前用药参照"全身麻醉"。有硬膜外麻醉禁忌证者不选用。

(2)全麻诱导时剂量酌减,否则易导致严重的低血压,甚至休克。

(3)其他注意事项同"硬膜外麻醉"及"全身麻醉"。

四、优点、缺点

(一)优点

(1)全身麻醉有利于维护呼吸道通畅,保证氧供及控制呼吸,硬膜外麻醉保证确切的镇痛及肌松。在确保麻醉效果的前提下,最大限度地减少了麻醉用药,并减少了由此而引起的各种并发症。

(2)硬膜外阻滞能减少儿茶酚胺的释放,降低机体的应激反应强度,气管插管前在硬膜外导管内注入一定剂量的局麻药,有利于减轻插管后的应激反应,使麻醉的诱导和维持过程平稳。在抑制机体亢进的应激反应的同时,硬膜外阻滞复合全麻又能保持机体适度的应激反应能力。

(3)全麻术后伴随手术出现的神经内分泌反应可引起血液处于高凝状态,硬膜外阻滞因其扩血管作用使血液相对滞留在阻断以下部位,减少回心血量,降低中心静脉压和左心室舒张末期压,从而减少心脏前负荷的增加程度,维持循环相对稳定。胸段硬膜外阻滞还可以增加病变冠状动脉的内径,抑制过度的应激反应,改善高凝状态。

(4)胸段硬膜外麻醉可减少心肌耗氧,保持心肌氧供需平衡,减少手术中及手术后心肌缺血和心肌梗死的发生率。

(5)全麻复合硬膜外阻滞可降低插管、拔管及切皮等手术刺激对冠心病患者非心脏手术自主功能及血流动力学的影响,有利于机体血流动力学稳定。

(6)术中管理方便、麻醉过程平稳,患者术后苏醒更迅速彻底,拔管时间早、并发症少。

(7)术后镇痛手术结束在硬膜外导管拔除之前,通过硬膜外镇痛能够有效地缓解术后患者的疼痛,镇痛效果确切,同时避免了静脉镇痛的一些并发症,如恶心、呕吐、皮肤瘙痒等,有利于患者的术后恢复。

(二)缺点

(1)硬膜外阻滞后由于周围血管扩张而使外周阻力下降和回心血量减少,常可发生低血压。静脉麻醉药如异丙酚和硫喷妥钠等,对循环系统亦有抑制作用,导致硬膜外阻滞后诱导插管加重低血压。因此在诱导前需要静脉输注晶体液或胶体液扩充血容量,或静脉注射小剂量血管活性药,如麻黄碱等。

(2)术后通过硬膜外给药镇痛增加了管理难度,需要麻醉医生与病房之间进行良好的沟通与合作,最大限度地减少硬膜外置管相关并发症的发生。

第十一节　监护性麻醉

监护性麻醉(MAC)是指静脉麻醉和局部麻醉相结合的麻醉技术,即在局部麻醉期间,由麻醉医师负责实施镇静镇痛,并监测患者的生命体征,维持器官的功能,保障患者的术中安全。

一、目的

(1)消除患者的焦虑,并遗忘术中发生的不适和恐惧。

(2)缓解疼痛和其他伤害性刺激。

二、适应证

在局麻或区域阻滞下施行的外科手术或各种诊断治疗性操作,如消化道内镜或纤维支气管镜的检查和治疗、血管造影、介入性治疗、牙科手术、眼及耳鼻喉科手术、体外碎石、儿科影像术、体表及其他整形外科手术、关节镜及肢体手术、膀胱镜检查及手术等。

三、麻醉前准备

（1）术前常规禁食。

（2）对于 ASA Ⅲ～Ⅳ级的患者必须确定目前的生理状态是否适合择期手术，需进行哪些实验室检查和特殊处理。

四、常用药物

（1）MAC 期间所用药物应根据不同手术或操作的要求，选择不同的镇静和（或）镇痛药物。

（2）所选药物应具备以下特点：①起效快；②对呼吸、循环干扰小；③消除方式不依赖于肝、肾功能，消除半衰期短；④代谢产物无生物学活性；⑤停药后恢复快。

（3）常用药物：①镇静催眠药，如地西泮、咪达唑仑、丙泊酚等；②镇静镇痛药，如氯胺酮；③阿片类镇痛药，如吗啡、芬太尼、舒芬太尼、瑞芬太尼等。其中，丙泊酚和短效阿片类镇痛药以其独特的药效学特点在 MAC 中得到较广泛的应用。

（4）用药方式有单次静脉注射、持续泵入、靶控输注（TCI）、患者自控镇痛（PCA）和自控镇静（PCS）等。

五、术中监测与管理

MAC 的基本监测与全身麻醉相同。

（1）专职麻醉医师全程监测。

（2）呼吸功能监测，包括脉搏氧饱和度、呼吸频率和幅度，必要时用鼻导管监测呼气末二氧化碳分压。

（3）循环功能监测，包括持续监测心电图（ECG）、血压和心率。

（4）并发症的观察和处理，如恶心、呕吐、注射痛等。

六、患者离开的标准

（1）神志完全清醒，能按指令活动。

（2）各种保护性反射恢复。

（3）呼吸、循环功能稳定。

（4）能自主站立。对于无站立能力者，应恢复到术前水平。

七、注意事项

（1）术中镇静镇痛药的应用不应妨碍患者口头交流或呼吸道保护的能力。

（2）常规的监测和急救装置必须随手可得，一旦出现并发症应及时处理。

第三章　麻醉期间常用的监测

第一节　麻醉期间监测的项目要求

一、基本监测项目

（1）局麻和区域麻醉：①无创血压；②心电图；③脉搏血氧饱和度；④呼吸频率。

（2）全身麻醉：①无创血压；②心电图；③脉搏血氧饱和度；④呼吸频率；⑤呼气末二氧化碳分压。

二、根据病情及手术类型选择监测项目

（1）一般患者行中小外科手术：①无创性血压；②心电图；③脉搏血氧饱和度；④呼吸频率。

（2）一般患者行大手术、控制性低血压和心脏病患者行非心脏手术：①心电图；②脉搏血氧饱和度；③直接动脉测压；④中心静脉压；⑤呼气末二氧化碳分压；⑥尿量监测；⑦体温监测；⑧血气分析；⑨必要时麻醉气体浓度监测。

（3）危重患者、心脏手术患者：①心电图；②脉搏血氧饱和度；③直接动脉测压；④中心静脉压、肺动脉压、肺毛细血管楔压及心排血量；⑤呼气末二氧化碳分压；⑥膀胱和（或）鼻咽部测温；⑦尿量监测；⑧血气、生化、出凝血功能监测；⑨必要时经食管超声心动图。

（4）脊髓、脑干、脑功能区及脑血管手术除基本监测项目外，有条件者还应选择脑干诱发电位监测、脑神经功能监测、脑功能监测。

三、注意事项

（1）对监测仪器提供的所有信息，应准确解释、综合分析和正确判断并进行有效处理。

（2）监测仪器不能完全取代麻醉医师对患者病情的观察，强调人机配合，麻醉医师是真正的监测者。

（3）所有手术患者，尤其是老人与小儿，必须有基本监测设备，否则不能开展麻醉。

第二节　心电图和血流动力学监测

一、心电图监测

麻醉手术中常规心电监测的目的是为了及时发现和防治心律失常和心搏骤停，了解有无心肌缺血、电解质紊乱和起搏器功能。

（1）常用导联：胸前 V5 或改良 CM5 导联，对观察 ST 段变化、了解有无心肌缺血较好。肢

体Ⅱ导联,P波清晰,对心律失常监测较好。

(2)注意事项:选择具有特殊抗干扰性能的仪器,接好地线,检查导联线是否完好,电极片应与皮肤紧密接触。

二、脉搏监测

应用手指触摸桡动脉、颈动脉、股动脉、颞浅动脉,了解脉搏强度、频率和节律,是简单有效的方法;也可用脉搏血氧饱和度监测仪连续监测。

三、血压监测

1.无创性测压

(1)听诊袖带测压法:在袖带放气过程中听到第一声响亮的柯氏音时为收缩压,柯氏音变音时为舒张压。袖带宽度应为监测肢体周径的40%为宜。袖带放气速度通常为每秒2～3 mmHg,测定值较准。放气速度过快,测定值较低。

(2)自动无创测压法:用微型电动机使袖套自动充气,当袖套内压力高于收缩压时自动放气,用压电换能元件探测动脉搏动的振荡信号,经计算机计算确定收缩压、舒张压和平均动脉压。有定时装置,可根据病情选调时间,也可随时手控启动;有上、下限报警装置,根据需要调节报警水平,麻醉时常为间隔3～5 min测量1次。在麻醉诱导时可以持续测压。严重低血压时所测值不准确,收缩压低于60 mmHg即不易测出。

2.有创血压测定

将穿刺针套管置入外周动脉,如桡动脉、足背动脉等,连接压力换能器到监护仪直接测出血压。测压配套装置包括压力换能器、延长管、三通开关、冲洗防凝装置(生理盐水500 ml加20 mg肝素)及心电压力监测仪。临床监测时,首先应将换能器置于第4肋间腋中线水平;先通大气调零、定标,保证测压管道通畅。

(1)血压正常值:成人为90～130/60～90 mmHg;40岁以下无高血压病史者应低于140/90 mmHg;大于40岁,每增加10岁,收缩压可增高10 mmHg,舒张压不变。成人下肢血压比上肢高20～40 mmHg,左右肢体相差约10 mmHg。小儿正常血压(mmHg)=年龄×2+80,舒张压为收缩压的2/3或3/5。

(2)收缩压(SBP)低于70 mmHg,重要脏器血流灌注不足;低于50 mmHg则心肌严重缺血、缺氧,易发生心搏骤停。

(3)舒张压(DBP)与冠状血流灌注有关,冠状动脉灌注压=DBP-肺毛细血管楔压(PCWP)。

(4)脑血管平均动脉压(MAP)在50～150 mmHg范围内保持自动调节,颅内灌注压(CPP)=MAP-颅内压(ICP)。

四、中心静脉压(CVP)测定

将深静脉留置管自颈内静脉或锁骨下静脉等置入中心静脉,连接压力换能器到监护仪直接测出中心静脉压。在上腔静脉测CVP较准确。

1.测压要求

(1)调零点换能器应位于右心房水平。

（2）患者体位变动时，应随时调零点。

（3）测压管道应保持通畅。

（4）若呼吸影响水柱平面时，以呼气末的读数为准。

2.临床意义

（1）正常值为 6～12 cmH$_2$O。

（2）CVP 为 0～5 cmH$_2$O 时，表示循环血量不足；大于 15 cmH$_2$O，可能为心功能不全、心包填塞、输液过多或外周血管收缩等所致，应参考临床症状与其他血流动力学监测指标（如PCWP）予以判断。

（3）麻醉前应测对照值，观察 CVP 动态变化，必要时进行液体负荷试验，比单一观测值更有意义。

五、肺毛细血管楔压测定

将 Swan-Ganz 导管经右颈内静脉、上腔静脉、右心房、右心室、肺动脉主干和左或右肺动脉分支直到肺小动脉，在肺动脉主干测得的压力称为肺动脉压，当 Swan-Ganz 导管在肺小动脉的楔入部位所测得的压力称为肺小动脉楔压。

六、经食管超声心动图（TEE）监测

TEE 监测将超声探头放在食管内对心脏大血管进行检查，采用食管二维超声心动图和脉冲多普勒血流仪联合应用，并与心电图相结合。利用心电图确定心脏机械收缩时相，二维超声心动图测定瓣环口面积，多普勒血流仪测定经过该瓣环口的血流速度，计算出每搏量，进而获得心排血量等血流动力学参数。

1.适应证

（1）监测心肌缺血：TEE 比心电图更敏感和准确。将食管探头放在左心室的乳头肌水平，用短轴观察左室壁的运动。该水平能观察到所有冠状动脉供血的区域，故对心肌缺血的监测极为敏感。

（2）监测血流栓子：左心耳是血栓好发位置，而 TEE 对该位置观察较为清晰。另外，TEE 对空气栓子的监测也很敏感。

（3）评价外科手术修复的效果。

2.注意事项

TEE 属于无创监测，但 TEE 探头进入食管，对食管组织有损伤的可能。大心脏患者，尤其是二尖瓣病变时左心房巨大，探头在食管中移动刺激其前方的左心房，易产生各种心律失常。TEE 的操作者需要经过专门培训并取得上岗证。

第三节　呼吸功能监测

一、临床体征

视诊是每个临床医师应重视的基本监测手段，主要包括以下内容。

1.观察患者外周血液循环

如口唇、耳垂、四肢指(趾)端皮肤颜色及手术野血液颜色。如末梢皮肤颜色灰白、灰暗,说明患者循环功能欠佳或患者处于低氧血症状态;患者口唇及外周皮肤颜色呈青紫色,手术野血液呈暗红色,提示缺氧严重。

2.观察呼吸类型

包括呼吸运动形式、幅度、吸呼比、节律与频率,是判断麻醉深浅、发现异常和并发症的重要方面。正常呼吸的特点是呼吸规则平稳,胸廓起伏正常,成人频率 12~16 次/分。大于25~30次/分,提示可能有呼吸功能不全。呼吸频率减慢多见于颅内高压和药物引起的呼吸抑制。

麻醉手术过程中常见的异常呼吸如下。

(1)过度通气:多为麻醉过浅所致。

(2)憋气样呼吸:常由强烈疼痛刺激所致,出现吸气时突然停止或浅快呼吸。

(3)急促呼吸:多见于过度通气或头低位通气而并发限制性肺疾患的患者。

(4)叹气样呼吸:呼气短而低的现象,是麻醉极深或濒临死亡的一种征象,应立即减浅麻醉,积极复苏。

(5)气道堵塞:多由喉痉挛、血痰和呼吸道分泌物过多所致,表现有喉鸣、吸气性呼吸困难。上呼吸道梗阻时出现"三凹"征和吸气时间延长,下呼吸道梗阻时呼气时间延长。

(6)潮式呼吸:呼吸由弱变强,由强变弱,随后一较长时间停顿,系呼吸衰竭征象。

(7)深快而规则呼吸:系颅高压和代谢性酸中毒的一种呼吸模式。

3.触诊

用手直接接触患者胸、腹部,感受患者呼吸起伏幅度和频率,从而判断患者呼吸情况,是小儿麻醉传统观察呼吸的一种方法。

4.听诊

行肺部听诊最直接、可靠,可了解呼吸道情况。气管狭窄时可出现管样喘鸣音,小气道梗阻时有哮鸣音;肺水肿、肺炎可闻及湿啰音;气管导管插入过深进入一侧支气管时,对侧呼吸音减弱或消失;肺不张、气胸和胸腔积液时患侧呼吸音降低或消失。

二、潮气量(VT)和每分通气量(VE)

应用呼吸容量计和麻醉机上的通气量计测定。成人 VT 的正常值:男性为 350~550 ml,女性为 260~540 ml,根据体重计算 VT 约为 10 ml/kg,VE:5 000~8 000 ml。机械通气时应监测呼出气量。主要应用于:①行辅助呼吸时,了解通气量是否足够;②判断有无呼吸及呼吸抑制程度;③测定肺活量,判断呼吸功能不全的程度;④术后患者呼吸恢复程度的估计;⑤作为麻醉后气管导管拔管时机的判断。

三、气道压力(Paw)

现代所有麻醉机和呼吸机都在吸气侧装有气道压力表,可了解输入至肺的气流压力。气道压力与潮气量、吸气流速、呼吸道阻力和胸-肺顺应性有关。

潮气量和吸气流速稳定时,气道压力直接反映呼吸道阻力和胸-肺顺应性。在机械通气时,吸气时的气道内压峰值,成人为 12~15 cmH$_2$O,儿童为 10~12 cmH$_2$O,增加潮气量和吸气流速、使用呼气末正压(PEEP)均可使平均气道压力升高。气道压力降低或为零时,提示呼吸回路漏气或气管导管接头脱落。峰压高于 25 cmH_2O 时也需查明原因并及时处理。

四、无创脉搏血氧饱和度监测(SpO_2)

SpO_2 监测使用方便,反应灵敏,以波形和数字显示患者动脉血液氧合情况的变化,与血气分析有良好的相关性,还可显示脉率,并有报警装置。SpO_2 既能反映肺换气功能,也能反映末梢循环的灌注功能,为现代麻醉中常规监测手段之一。

一般用手指探头,光源对准指甲;小儿探头围绕手指、足趾或掌背、足背。也可将探头置于耳垂、鼻尖。

(1)SpO_2 吸空气时的正常值,成人为 $96\% \sim 97\%$,新生儿 $91\% \sim 92\%$。

(2)SpO_2 不高于 94% 为临界低氧血症,小于 90% 为轻度低氧血症,小于 85% 为重度低氧血症应及时纠正,避免发生严重缺氧。

(3)影响因素血红蛋白(Hb)小于 70 g/L、低温、周围血管收缩、低血压及应用血管收缩药、外周血管疾病、指甲油染甲等读数偏低;一氧化碳中毒时读数偏高;SpO_2 读数具有滞后性。

(4)指容脉搏振幅反映末梢灌注,与体温、外周血管阻力及血压高低有关,发热、外周血管阻力低、血压正常则波幅高;低温及寒冷,外周血管收缩,则波幅低。

五、呼气末二氧化碳分压($PETCO_2$)监测

在无明显肺部疾病情况下,$PETCO_2$ 基本可以反映动脉血二氧化碳分压($PaCO_2$)。呼出气二氧化碳曲线是肺通气、全身循环状态和机体代谢综合作用的表现。正常值为 $3.6 \sim 6$ kPa。$PETCO_2$ 临床应用于①判断通气功能:呼吸和循环功能正常者,$PETCO_2$ 突然降低或升高,提示通气过度或不足;②及时发现麻醉机中呼吸机故障:接头脱落时 $PETCO_2$ 即下降至零;呼吸活瓣失灵或钠石灰失效时即升高;③肺栓塞时 $PETCO_2$ 突然降低;低血压、低血容量休克时逐渐降低;呼吸、心搏骤停则急剧降至零;④气管插管误入食管时 $PETCO_2$ 波形消失。

临床监测注意事项:应定期使用标准浓度气体校正。呼吸气体采样器,多置于气管导管接口处,也可将采样管置于气管导管尖端。采样管内不可有水汽。贮水罐内的水应及时清除。

六、动脉血气分析

应用血气分析仪直接了解体内血红蛋白氧合程度和酸碱平衡情况。临床用于①通气障碍:肺内气体弥散功能障碍或肺内分流、心力衰竭、休克及酸碱平衡失调的患者;②开胸或心内直视手术时;③实施机械通气时,指导通气参数的调整;④特殊体位、大手术、长时间手术及有造成内环境紊乱的可能时。

(一)采血注意事项

1.肝素抗凝

取 2 ml 注射器,吸取肝素 625 U,完全湿润注射器内壁后,将多余肝素排出,每毫升血含肝素多于 625 U 可使 pH 值下降。也可使用专用血气分析采样器。

2.排空注射器及针头内所有气泡

为了解氧合和通气情况,必须取动脉血。如需计算 Qs/Qt 或氧供、氧摄取等,则需同时取动脉血和混合静脉血(肺动脉血)。取血时严防注射器内有气泡,如有少量气泡,拔出针头后可

轻弹注射器,排出所有气泡,严禁倒抽空气人注射器,并立即用橡皮或软木塞封闭针头,以隔绝空气。

3.血液标本保护

取血后应立即送检,否则标本将继续耗氧,产生 CO_2。夏天气温较高,送标本应使用冰盒,使标本保持 4℃ 以下。如多个标本拟一次送检,应将全部标本置于 40℃ 以下保存。推荐开展床旁血气分析检测。

(二)正常值及临床意义

1.酸碱度(pH 值)

正常动脉血为 7.35～7.45,静脉血比动脉血低 0.05。pH 值低于 6.8 或高于 7.8 则表示有严重酸碱平衡紊乱,病情严重,有生命危险。

2.二氧化碳分压(PCO_2)

指物理溶于血液中的 CO_2 所产生的压力,为反映呼吸酸碱状态指标,正常动脉血为 35～45 mmHg,静脉血比动脉血高 6～7 mmHg,PCO_2 除为调节机械呼吸参数外,对早期诊断呼吸衰竭有意义。

3.缓冲碱(BB)

指全血内所有缓冲阴离子碱的总和,正常值为 45～50 mmol/L。BB 反映机体对酸碱紊乱时的缓冲能力。

4.标准碳酸氢盐(SB)

为 37℃,PCO_2 纠正到 40 mmHg 时全血中 HCO_3^- 的浓度。正常值为 22～27 mmol/L。

5.实际碳酸氢盐(AB)

为全血中的 HCO_3^- 的实际含量,受代谢、呼吸的双重影响。正常值为 22～27 mmol/L。

6.剩余碱(BE)

系 37℃ 时,PCO_2 为 40 mmHg,将全血 pH 值滴定到 7.40 所需用的酸或碱的量。BE 是反映代谢性酸碱状态的重要指标。正常值为 ±3 mmoL/L。

7.氧分压(PO_2)

系血浆中物理溶解的氧分子产生的压力。正常值:动脉血氧分压(PaO_2)为 80～110 mmHg,混合静脉血氧分压(PvO_2)为 40 mmHg。对缺氧诊断有重要意义。

8.动脉血氧饱和度(SaO_2)

为血红蛋白结合氧的程度。正常值:大于 95%,静脉血为 64%～88%。

9.动脉血氧含量(CaO_2)

为血液实际结合氧量。正常值动脉血为 150～230 ml/L,静脉血为 110～180 ml/L。

10.二氧化碳总量($17CO_2$)

指血浆中 HCO_3^-、H_2CO_3 和氨基酸中 CO_2 的总和,受呼吸、代谢双重因素的影响。正常值为 24～32 mmol/L。

第四节　肌肉松弛药作用监测

一、适应证

(1)使肌松药的用量个体化,指导术中肌松药的使用。①肌松药的用量是否足够,肌松程度是否达到要求;②肌松药是否过量,控制在最小有效范围,利于术后的恢复,提高安全性。

(2)根据手术需要控制肌松程度。

(3)监测去极化神经-肌肉阻滞性质的转变。

(4)鉴别手术后呼吸抑制的原因,区分是中枢神经抑制还是肌松药的残留作用。

(5)估计阻滞程度和类型,评定拮抗药的效果。

二、应用注意事项

神经刺激器的主要刺激方式有单次颤搐、4个成串刺激(TOF)、强直刺激后单刺激肌颤搐计数(PTC)、双短强直刺激(DBS)。

(1)掌握各种刺激方式的适应证:①麻醉诱导和气管插管时用单次肌颤搐或4个成串刺激;②手术期间阻滞及恢复期用TOF;③需深度阻滞者用PTC;④恢复期用TOF和DBS。

(2)掌握各种肌松监测仪性能和操作方法:正确安放电极,皮肤需用乙醇擦去油脂以减小阻抗,取得良好的刺激反应;腕部尺神经是最常选用的刺激部位;也可刺激胫后神经、腓总神经及面神经等,而面神经刺激的负极应在面神经额支表面,正极置于前额。

(3)使用肌松药前,应先测定单次颤搐刺激和TOF反应的对照值,以便术中、术后进行肌松或恢复程度的比较。术中应保持刺激条件不变。

三、临床意义

(1)肌颤搐可监测肌松药起效、强度、时效与恢复。肌颤搐的高度由25%恢复到75%的时间称"恢复指数",反映其恢复速率。肌颤搐抑制90%以上可顺利完成气管插管。拮抗非去极化肌松药作用,应在肌颤搐恢复到25%以上才应用。

(2)强直刺激引起的衰减与其后的易化可用于鉴别肌松药阻滞性质和判断阻滞程度。部分非去极化阻滞时,强直刺激的肌力不能维持而出现衰减。典型去极化阻滞不出现衰减,但当持续或反复应用去极化肌松药,阻滞性质转化为双相阻滞时,强直刺激可引起衰减。用于评定术后残余肌松作用的常用频率为50 Hz,持续5 s,如不出现衰减,可作为临床随意肌张力恢复的指标。

(3)4个成串刺激(TOF):应用T4/T1的比值评定阻滞程度与阻滞性质。去极化阻滞时,T4/T1高于0.9或接近1.0。但当去极化阻滞衍变为双相阻滞时,T4/T1逐渐下降,T4/T1低于0.7提示已可能发生双相阻滞;当T4/T1不超过0.5时,已肯定变为双相阻滞。阻滞程度加深时,T4/T1比值逐渐降低,T4消失时相当于阻滞75%;T3、T2、T1依次消失相当于阻滞深度分别达到80%、90%、100%。恢复程度则反之。

(4)肌松药监测可鉴别术后呼吸抑制的原因,指导拮抗剂的应用。预防因肌松药残余作用而致呼吸抑制。

（5）对神经-肌肉阻滞可能延长的患者，应加强肌松监测，注意全麻药、局麻药及抗生素等与肌松药的协同作用，在监测结果指导下正确使用肌松药和拮抗药。

（6）TOF 比值低于 0.9 时，对低氧的通气调节功能受到损害，咽部功能不协调，有发生误吸和气道阻塞的危险，残余肌松的肌张力恢复标准为 TOF 比值不低于 0.9。

（7）由于各肌群的温度及血流量的不同，所测得的肌松结果可能与呼吸消失及恢复情况并不一定相符，故应结合临床来综合判断。

第五节　麻醉深度监测

目前尚无非常合适的"麻醉深度"定义，一般认为麻醉深度是全麻药对中枢神经的抑制作用与手术刺激的兴奋作用相平衡时表现出的中枢神经系统功能状态。理想的麻醉深度应保证患者无痛觉和意识活动，血流动力学稳定，术后苏醒完善且无术后回忆。

一、临床症状和体征

1.呼吸系统

根据患者呼吸频率、节律、潮气量变化，能判断保留自主呼吸患者的麻醉深度。若术中呼吸频率突然增快、潮气量骤然增大，提示麻醉深度不足。

2.循环系统

血压和心率是判断麻醉深度的常用指标，但其受多种因素影响。在排除影响血压和心率的干扰因素后，若血压上升、心率增快，提示麻醉深度不足。

3.眼部体征变化

（1）瞳孔：麻醉深度适当时，瞳孔中等。瞳孔也受药物影响，吗啡类药使瞳孔缩小，抗胆碱药使瞳孔扩大。

（2）瞳孔对光反射：不用肌松药的患者，如果出现瞳孔对光反射阳性，提示麻醉过浅。

（3）眼球运动：浅麻醉时往往出现眼球运动，深麻醉下眼球固定。

（4）眼睑反射浅麻醉下眼睑反射即消失，术中若存在眼睑反射，则提示接近苏醒状态（氯胺酮麻醉除外）

（5）流泪反射：麻醉过浅时，出现流泪现象。

4.皮肤体征

皮肤颜色、是否出汗是常用于判断麻醉深度的皮肤体征，浅麻醉时交感神经兴奋，皮肤出汗。麻醉药、抗胆碱药、环境温度等都影响皮肤出汗。

5.消化系统

麻醉变浅时出现吞咽反射和唾液分泌增加。

6.骨骼肌体征

不用肌松药的患者，观察患者体动反应是判断麻醉深度的重要指标。麻醉深度适合时，患者切皮时无肢动反应。

二、脑电双频指数（BIS）

BIS 是通过计算机定量分析 EEG 不同频率间相互关系，BIS 的数值范围为 0～100，数字变小表示大脑的抑制程度加深。1997 年被美国 FDA 批准作为监测麻醉深度及镇静水平的指标。

1. 适应证

①镇静监测：高于 70 为浅镇静，70～50 为中度镇静，50～30 为深度镇静睡眠，低于 30 为深度麻醉；②临床诊断上用于重度昏迷患者的脑死亡的诊断，其准确程度等同于 EEG 和脑血管造影；③临床评价，在评价非镇静状态的神经功能方面，BIS 与 APccHEⅢ和 GCS 的评分高度相关；④监测大脑低氧的发生；⑤用于判断睡眠的阶段：轻度睡眠 BIS 值为 75～90，快波睡眠 BIS 值为 75～92，慢波睡眠 BIS 值为 20～70。

2. 注意事项

①艾司洛尔、外源性的肾上腺素可以使 BIS 值升高，影响麻醉深度的真实值；②氯胺酮静脉复合麻醉和体外循环状态下，BIS 值与麻醉深度不一致；③BIS 的计算速度慢，需 30～60 s，而且对于不同的药物和个体，其差异性较大。

三、听觉诱发电位（AEP）

AEP 是声音刺激听觉传导通路经脑干至听觉皮质到达联合皮质的生物电活动，清醒状态下个体间及个体本身的差异很小，而且与绝大多数麻醉药呈剂量相关的变化。所以，AEP 可以作为全麻中大脑皮质信息处理和认知功能状态的敏感指标，可作为术中知晓和麻醉深度不足的判断。

将 AEP 进行量化并转化为 ARX 指数（A-Line ARX-Index，AAI），能实时、快速监测麻醉（镇静）深度。AAI 为 60～100 为清醒状态；40～60 为睡眠状态；30～40 为浅麻醉状态；30 为临床麻醉。

第六节　全麻药浓度监测

测定呼吸气中挥发性麻醉药浓度，多用红外线分析仪，可监测恩氟烷、异氟烷、七氟烷、地氟烷和氧化亚氮等药的浓度。

临床监测吸入和呼出气中麻醉药浓度，以了解患者对麻醉药的摄取和分布特点，掌握麻醉深度，估计患者能耐受的麻醉药浓度和反应。

在低流量重复吸入或非重复吸入时，浓度监测可保证麻醉安全性。麻醉结束时，浓度监测可确定吸入麻醉药的排出时间，有利于掌握患者苏醒时间。

第七节　体温监测

体温升高增加机体代谢和耗氧量，增加心脏和呼吸的负荷；出汗增多可致体液丢失，血糖下降。体温降低可致寒战、代谢增加、交感神经兴奋、血糖升高、心律失常、药物代谢减慢、中枢抑制、肾脏泌尿量减少、凝血障碍。

新生儿、婴幼儿体温易受环境因素的影响,老年、危重患者体温调节功能失常,麻醉中易发生体温波动。心脏、脑等大手术,体外循环、低温下麻醉必须进行中心温度监测。

重症抢救,监测中心温度与末梢温度,若其温度差过大可作为病情恶化和预后的判断依据之一。

麻醉手术中体温升高,应除外有无环境温度过高、恶性高热、二氧化碳蓄积、输血输液反应、感染中毒性休克或败血症、甲状腺功能亢进症危象等。

麻醉手术中体温过低,应除外有无低温麻醉复温失控、肝移植后肝功能障碍、病情恶化、低温环境下体腔暴露时间较长、大量输血输液等。

第四章 麻醉并发症及处理

一、呕吐、反流和误吸

(一)病因

全麻抑制气道保护性反射,并易诱发呕吐、反流、幽门梗阻、高位肠梗阻、肥胖、妊娠、术前未禁食等患者更易发生。颅内病变或术后发生后有脑神经功能不全、吞咽、呛咳反射减弱或消失,极易发生反流和误吸。

(二)临床表现

呼吸道梗阻、支气管痉挛、肺不张、缺氧、心动过速、低血压,后期发生肺部感染,与胃液误吸量及胃酸 pH 值有关,误吸 pH 值小于 2.5 的胃液且大于 0.4 ml/kg,病死率极高。

(三)预防和处理

(1)禁食和胃排空,如胃肠减压等。

(2)饱胃患者诱导时采用头高位、压环状软骨等方法,宜采用清醒插管。

(3)发生呕吐、反流时,取头低位,头偏向一侧,并吸引清除呕吐物,插管后先吸引再通气。

(4)纤维支气管镜清除或灌洗支气管。

(5)纠正低氧血症,纯氧正压通气。

(6)应用抗生素。

(7)术后 ICU 监护。

二、喉痉挛

(一)病因

浅全麻时,气道受到刺激可诱发喉痉挛,刺激包括分泌物、血液、呕吐物、吸入刺激性气体、置放通气道、喉镜检查等,疼痛刺激、腹膜牵拉、肛管扩张亦可诱发。

(二)临床表现

反射性声门关闭,自主呼吸时表现为"三凹"征、喉鸣音。面罩通气困难,低氧和高碳酸血症、酸中毒。血压升高、心动过速,严重者心动过缓,甚至心搏骤停。

(三)处理

(1)面罩加压吸纯氧。

(2)加深麻醉并解除刺激。

(3)若无好转,可用琥珀胆碱 1 mg/kg 静脉注射,控制呼吸。

三、支气管痉挛

(一)病因

引起组胺释放的药物,如硫喷妥钠、吗啡、简箭毒碱、大剂量阿曲库铵以及 β 受体阻滞剂,均可诱发哮喘、支气管痉挛。局部刺激亦可引起支气管痉挛。

（二）临床表现

呼吸困难,肺部听诊哮鸣音,机械通气阻力大,气道压力高,缺氧,二氧化碳蓄积等。

（三）处理

（1）调整气管导管深度,防止刺激隆突。

（2）加深麻醉,吸入麻醉药、氯胺酮均可扩张支气管。

（3）喷吸支气管扩张药,β_2 受体兴奋药如沙丁胺醇等。

（4）静脉给药拟交感药小剂量肾上腺素（0.25～1.0 μg/min）以 β_2 受体兴奋为主,加大剂量则出现循环不良反应;氨茶碱 5 mg/kg 于 30 min 内静滴,随后每小时 0.5～1.0 mg/kg 静脉维持;甲泼尼龙 30～60 mg 静脉滴注。

（5）吸入气湿化有利于排痰和通气。

四、气胸

（一）病因

自发性肺大疱破裂,胸部外伤或手术误伤,穿刺损伤见于锁骨上臂丛阻滞、中心静脉穿刺、肋间神经阻滞,高压大容量通气等。

（二）临床表现

临床表现与胸腔气体容量和增长速度有关,呼吸困难,患侧呼吸音消失,气管偏向对侧。张力性气胸时明显干扰循环功能。

（三）处理

抽气或闭式引流;胸腔开放,引流前禁吸氧化亚氮。

五、肺栓塞

（一）病因

（1）血栓:深静脉血栓形成与静止体位、高凝状态、血管内皮损伤、妊娠、创伤、癌症、长期卧床、血管内膜炎等有关。

（2）气栓:坐位手术时大静脉损伤为最常见原因,心内手术、腹腔镜手术意外亦可发生。

（3）脂肪栓塞:长骨骨折或骨髓内手术时可发生。

（4）羊水栓塞。

（二）临床表现

可有胸痛、呼吸困难,有时仅表现为心动过速、肺动脉瓣第二心音亢进、心电图电轴右偏和肺性 P 波。脂肪栓塞时尿中可有脂肪颗粒,急性大面积栓塞时呼气末二氧化碳下降。肺血管造影可确诊。

（三）处理

吸氧、呼吸支持和循环支持。巨大血栓有严重低氧和低血压,可考虑体外循环下取栓,手术中肝素化或溶栓少用。气栓可经中心静脉管抽吸心腔内气体,并禁止吸氧化亚氮。羊水栓塞需抗过敏和处理 DIC。

六、低氧

(一)病因

(1)氧供不足,如气源故障、流量计不准或漏气、麻醉环路漏气或管道脱落等。

(2)低通气,插管易位或导管梗阻。

(3)肺通气/血流比例失调,肺病变、肺不张等,右向左分流。

(4)血液携氧能力或释氧能力下降,如氧离曲线左移等。

(5)组织低灌注,如休克等。

(二)处理

(1)术中机械通气的患者发生缺氧,立即改用纯氧手控通气,以判断气道阻力和肺顺应性,听双肺呼吸音,或确认胸、腹部呼吸运动起伏情况,查气道通畅情况。

(2)清除呼吸道分泌物。

(3)检查麻醉机、呼吸器、气管导管是否漏气。

(4)测定气道氧浓度。

(5)治疗休克和组织低灌注。

(6)先天性心脏病右向左分流的患者,防止通气压力过高导致的肺血管阻力增加,或外周血管阻力过低导致的右向左分流量增加。

七、高碳酸血症

(一)病因

1.通气不足

麻醉药、镇痛药、镇静药引起的中枢抑制,肌松药作用,呼吸道梗阻,机械通气参数设置量不足,重复呼吸如二氧化碳吸收剂失效、活瓣失灵、应用紧闭麻醉系统时氧流量不足,中枢神经系统疾患或肺疾患等。

2.二氧化碳产生过多

高代谢状态如恶性高热,二氧化碳气腹。

(二)处理

(1)辅助或控制呼吸,维持足够的通气量。必要时手控呼吸,并增大新鲜气流量。

(2)保持气道通畅。

(3)寻找原因,采取针对性措施。

八、低血压

(一)病因

(1)心肌收缩力抑制:大多数麻醉药物,包括吸入麻醉药、巴比妥类、丙泊酚等均有剂量相关性心肌抑制;β受体阻滞剂、钙通道阻滞剂、利多卡因等亦有心肌抑制作用;心肌缺血、酸中毒、低钙、低温也干扰心肌收缩。

(2)外周阻力降低:多数全麻药、血管扩张药、组胺释放药,以及交感阻滞、过敏反应,术前钙通道阻滞剂、血管紧张素转换酶抑制剂等残留作用等。

(3)静脉回流不足:低血容量、容量血管扩张、腔静脉受压、胸膜腔内压增加等。

（4）心律失常。

（二）处理

（1）减低麻醉深度。

（2）补充血容量。

（3）下肢抬高。

（4）应用血管收缩药或正性肌力药。

（5）充分给氧。

（6）纠正引起低血压的原因，如减小 PEEP、气胸时应予引流、解除静脉受压、治疗心律失常等。

九、高血压

（一）病因

（1）原发性高血压，停降压药后血压反跳。

（2）术中应激反应，麻醉深度不足，缺氧或二氧化碳潴留。

（3）颅内压增高。

（4）膀胱充盈。

（5）补液过量。

（二）处理

（1）增加麻醉深度，充分供氧，改善通气不足。

（2）药物治疗，如尼卡地平、拉贝洛尔、压宁定、硝酸甘油和硝普钠等。

（3）针对病因进行处理。

十、心肌缺血

（一）病因

冠状动脉狭窄或痉挛、低灌注压、心动过速等导致的心肌氧供低于氧耗，严重时可发生心肌梗死。

（二）临床表现

循环功能不稳定，低血压及心排血量减少或 CVP 升高；ECG 改变，ST 段压低超过 1 mm 或 T 波倒置。

（三）处理

（1）维持血压和心率平稳。

（2）纠正低氧血症和贫血，提高心肌氧供；低血压致心肌缺血者用血管活性药升压，提高心肌灌注。

（3）降低心肌氧耗，硝酸甘油每分钟 0.5 $\mu g/kg$，降低心脏前、后负荷，并扩张冠状动脉。β受体阻滞剂亦可降低心肌耗氧。

（4）心肌缺血或梗死导致心排血量下降和低血压时，多巴胺每分钟 5～10 $\mu g/kg$ 静脉滴注。

十一、心律失常

(一)病因

(1)麻醉药及辅助药的作用:①恩氟烷可增加心肌对儿茶酚胺的敏感性;②吗啡、芬太尼及γ-羟丁酸钠可增加迷走神经兴奋性导致心动过缓或加重传导阻滞;③泮库溴铵、氯胺酮可致心动过速。

(2)缺氧、二氧化碳潴留。

(3)麻醉和手术的刺激。

(4)高热或低温。

(5)血容量改变、肺栓塞、心肌缺血或梗死、甲状腺危象。

(6)电解质紊乱,术前已有心律失常。

(二)处理

积极纠正病因,同时采取必要的对症处理措施。

1.窦性心动过速

纠正低氧和二氧化碳潴留,加深麻醉,追加镇痛药,保持血容量稳定,β受体阻滞剂。

2.窦性心动过缓

保证氧供和通气,解除迷走神经张力过高用阿托品 0.25～0.5 mg 静脉滴注,或异丙肾上腺素,必要时用起搏器。

3.房室传导阻滞

一度或二度 I 型房室传导阻滞无低血压或严重心动过缓者无须治疗;伴心动过缓者用阿托品或异丙肾上腺素;莫氏 II 型用临时起搏器,三度房室传导阻滞者安装起搏器。

4.快速心房颤动

毛花苷 C0.4 mg 静脉滴注,血流动力学稳定者用维拉帕米 2.5～5 mg 静脉滴注,血流动力学不稳定者同步电复律。

5.室性心律失常

利多卡因 1～2 mg/kg 静脉滴注,随后可静脉滴注维持 4 mg/kg 或胺碘酮 150 mg,20 min 内缓慢静脉滴注。室性心动过速药物治疗无效者用电复律。

第五章　麻醉后恢复室的工作规范

麻醉后恢复室又称为"麻醉后监测治疗室（PACU）"，是对麻醉后患者进行严密观察和监测，直至患者完全清醒、生命体征恢复稳定的病室。一般白天开放，急诊生命体征不稳定者可转外科重症监护室（SICU）或综合 ICU 继续治疗。麻醉后恢复室在麻醉科主任的领导下工作，日常监测治疗工作由麻醉科医师和护士负责。麻醉科医师负责制定患者的监测和治疗计划，并决定是否转送普通病房或 ICU。

一、工作内容

（1）患者由手术室转往恢复室的过程中，麻醉科医师负责维持患者呼吸及循环功能的稳定。

（2）患者安置稳定后，立即建立常规监测及治疗，包括心电图、血压、脉搏、血氧饱和度；保持呼吸道通畅、吸氧、输液或输血；保留气管插管及呼吸功能未恢复者，应以呼吸机辅助或控制呼吸。

（3）麻醉科医师向值班医师和护士交班，包括如下内容：①患者的一般资料、手术方式、时间及麻醉方法；②现病史和既往病史及治疗情况；③麻醉用药，包括术前用药、麻醉诱导及维持药、麻醉性镇痛药和肌松药的用量及最后一次用药时间和剂量、拮抗药及其他药物；④术中失血量、输液输血量、尿量；⑤麻醉和手术的异常情况及其处理，如插管困难、支气管痉挛、ECC 改变或血流动力不稳定、异常出血等；⑥目前存在的问题和处理措施，可耐受的生命体征范围，转出计划。

（4）值班医师应全面检查患者并对麻醉后恢复情况做出评价，主要集中在神志、呼吸道及肌力的恢复。

（5）至少每 15 min 测定并记录一次血压、脉搏、心率、SpO_2 呼吸频率及神志恢复情况，以判断恢复程度和速度。对于恢复缓慢者应进行治疗，如残余肌松药或麻醉性镇痛药的拮抗等。

（6）当患者达到转出标准后或需要送往 ICU 继续治疗，应详细记录各种检查结果，将患者及所有病历记录送到普通病房或 ICU。

二、转出标准

（1）中枢神经系统标准：术前神志正常者意识恢复，神志清楚，能够指定性动作；定向能力恢复，能辨认时间和地点；肌张力恢复，平卧抬头能持续 5 s 以上。

（2）呼吸系统标准：能自行保持呼吸道通畅，吞咽及咳嗽反射恢复；通气功能正常，呼吸频率为 12～20 次/分，$PaCO_2$ 在正常范围或达术前水平，吸入空气条件下 PaO_2 高于 70 mmHg

或 SpO_2 高于 95%。

（3）循环系统标准：心率、血压不超过术前值的±20%并稳定 30 min 以上；心律正常，ECG 无 ST-T 改变或恢复到术前水平。

（4）椎管内麻醉后，感觉及运动神经阻滞已有恢复，交感神经阻滞已恢复；循环功能稳定，不需用升压药。

（5）术后用麻醉性镇痛药或镇静药后，观察 30 min 无异常反应。

（6）无急性麻醉或手术并发症，如气胸、活动性出血等。

第六章　不同手术患者的麻醉特点

第一节　颅脑外科麻醉

一、颅脑手术麻醉特点

（1）颅脑手术麻醉应注意颅脑生理的维护，重视颅内压、脑血流、脑氧供需平衡和灌注压的相互关系和调节。注意药物、$PaCO_2$、PaO_2变化对脑生理的影响。

（2）颅脑手术麻醉应把握的问题。

1）麻醉前用药以不影响呼吸、不增加颅内压为原则。

2）麻醉诱导应平稳无呛咳，无颅内压增高。

3）麻醉药物应选择以能降低颅内压和脑血流为准，术后无苏醒延迟和呼吸抑制。

4）麻醉中应保持呼吸道通畅，避免缺氧和二氧化碳蓄积。

5）颅内高压患者麻醉手术中应用脱水药有助于减轻脑水肿、降低颅内压。

6）坐位手术的患者应警惕空气栓塞和脑缺血、缺氧。

7）限制液体入量输液以平衡液或生理盐水为主，给予必要的胶体液，依有无高热、脱水、血浓缩及病情，掌握液体入量。一般不输糖，因糖代谢产生水，可加重脑水肿。输血视失血量而定。失血量在20%以下，血红蛋白高于70 g/L可输血浆代用品。

8）皮质激素在缺血时能抑制毛细血管通渗性的增加，有稳定溶酶体酶的作用，并能改善脑代谢，对脑水肿有一定防治作用。但大剂量应用可导致感染率增加、消化道溃疡出血等并发症。

二、麻醉前准备

1.病情评估

依病史及体检判断病情对麻醉选择与管理极为重要。

（1）神志：意识障碍与脑损伤程度相关。脑皮质缺氧及脑干网状结构受损，可出现程度不同的意识障碍，如躁动不安、淡漠、呆板、嗜睡、昏迷。

用Glasgow昏迷计分判断昏迷程度，计分相加正常为15分。7分以下，持续时间6 h以上，说明脑损害或严重损害，麻醉危险性大。深昏迷患者开颅手术死亡率高，只要保持呼吸道通畅，呼吸交换量正常则无须深麻醉或仅需局部麻醉。浅昏迷患者应注意有无不自主活动、躁动、肌张力增高，入手术室后应予固定，以防坠床。

（2）瞳孔：瞳孔由小变大且固定不变，或在未使用阿片类药的患者，瞳孔缩小如针尖大，说明脑干受损。单侧瞳孔对光反射减弱或消失或瞳孔不等大时，提示有颞叶沟回疝。双侧瞳孔扩大，对光反射消失，提示为枕骨大孔疝。如两侧瞳孔不等大，提示小脑幕切迹疝。

（3）患者如伴有头痛、眩晕、呕吐、视神经盘水肿,后期出现昏迷、呼吸及循环紊乱,说明有颅内高压。

（4）纠正水、电解质失衡颅脑疾患者摄入量少,如伴颅内高压行脱水、利尿治疗,易造成血容量不足、低钾血症。低钾血症患者术前应补充氯化钾,并置导尿管观察尿量、尿比重。

（5）体温:中枢疾患,如伴高热,术前应控制体温,降低氧耗。

2.麻醉前用药

麻醉前一般不用镇痛、镇静药和抗胆碱药,以防呼吸抑制,颅内压升高。

3.麻醉方法选择

麻醉方法应依病情轻重、手术大小及患者神志情况决定。

（1）局部麻醉适用于神志清楚、手术时间短、不影响呼吸中枢的手术,如硬膜外血肿、单纯脑室引流。

深昏迷危重患者疼痛反应减低,可放置口咽通气道,面罩给氧,局部浸润麻醉,必要时给予镇静监护,但应注意呼吸抑制。

（2）全身麻醉:不适合局部麻醉的患者均可选用静-吸复合全麻或全静脉麻醉。

三、麻醉中管理

1.呼吸管理

保持气道通畅,防止气管导管堵塞、扭曲,保持适当麻醉深度。术中避免呛咳、支气管痉挛,彻底清除气道分泌物,控制呼吸,潮气量为 $8\sim10$ ml/kg,呼吸频率 $10\sim14$ 次/分,$PaCO_2$ 保持在 30 mmHg 左右。

2.循环管理

保持循环功能稳定,避免血压过高或过低。对于较大的脑膜瘤、动静脉畸形,为减少术中出血,可行控制性降压。

3.脱水

颅骨钻孔时快速静脉滴注甘露醇 $1\sim2$ mg/kg,可于 10 min 起效,持续 $1\sim2$ h。

4.围术期血液保护

有机结合术前贮血、血液稀释、止血药物、术野血回收、成分输血等血液保护措施。

四、术后管理

（1）术终应保持一定麻醉深度,以免血压、颅内压升高。

（2）拔管时应避免明显呛咳、憋气,在有一定麻醉深度时清除气道分泌物,拔除气管插管,放置口咽通气道,面罩给氧。有条件者应送入麻醉后恢复室,待各项生理指标正常后送回病房。重症患者应回 ICU 监测治疗。

（3）术终血压过高可用压宁定、硝酸甘油适当降压。

（4）无麻醉后恢复室时,拔管后应观察 $10\sim20$ min,患者呼吸、循环稳定,唤之睁眼;呼吸空气时,PaO_2 在 90% 以上方可送回病房;必要时带气管导管回病房。

第二节　颈部手术的麻醉

颈部手术主要包括颈部肿瘤、甲状腺和甲状旁腺疾病、颈部淋巴结疾病、先天性畸形、颈椎疾病、血管性疾病以及外伤等的手术。因毗邻气管、颈部大血管和神经,部分甲状腺和甲状旁腺疾病还伴有内分泌的变化,故手术和麻醉处理有一定难度。

一、麻醉方法的选择

全麻常用、颈丛多用于短小手术、局麻用于小手术、颈部硬膜外阻滞和针麻也可选用。

二、颈丛神经阻滞的术前准备

(1)对患者全身状况进行术前评估,以了解器官与系统的功能状态。

(2)了解病变与气管的位置关系,重点了解是否有气管压迫、对呼吸有无影响以及影响的程度。

(3)了解病变与颈部血管的关系,评估术中出血的风险程度。

三、颈丛神经阻滞的注意事项

(1)颈丛神经的周围有椎动脉,深处还有硬膜外隙和蛛网膜下隙,穿刺时需特别注意,切忌将针尖向内后侧穿入过深;注药前必须回吸,无血液和脑脊液回流方可注药,并且保持位置不变,每注射1～2 ml回抽一次,观察有无血液或脑脊液回流。

(2)颈部胸锁乳突肌下面为颈总动脉,在甲状软骨平面分为颈内、外动脉,在分叉处即是颈动脉窦,有维持机体血流动力学稳定的压力感受器。颈丛阻滞后可能由于颈动脉窦压力感受器反射的抑制而引起血压升高,特别是甲状腺手术更为多见,应引起重视。应备用艾司洛尔、尼卡地平等。

(3)双侧颈深丛阻滞时有可能阻滞双侧膈神经和(或)双侧喉返神经而引起呼吸抑制,原则上应避免双侧颈深丛阻滞。如必须行双侧颈深丛阻滞,则应先阻滞一侧颈深丛,观察15～20 min后,如果未出现膈神经阻滞情况,再行对侧颈深丛阻滞。

(4)在阻滞效果确切、自主呼吸充分的患者,如情绪紧张或有体位不适等难以耐受时,可辅以小剂量镇静、镇痛药物。但在阻滞效果不佳、难以满足手术要求,而且又不能有效控制气道的患者,切忌反复加用镇静、镇痛药物,以免发生呼吸抑制,引起不良后果。此种情况下,应及时改行气管内插管全身麻醉。

(5)颈部富含血管、神经和感受器,手术刺激或牵拉常导致循环和呼吸功能紊乱,麻醉期间应密切监测并采取有效措施加以防治。

(6)甲状腺的血液供应十分丰富,手术期间或术后易发生出血,严重者可致呼吸道梗阻。

(7)来自迷走神经的喉返神经支配声带的活动,喉上神经的内支支配喉黏膜感觉,其外支则支配环甲肌运动,使声带紧张。手术操作若损伤喉返神经则可造成声音嘶哑,甚至呼吸困难。

(8)器质性心脏病、高血压、冠状动脉病变、糖尿病患者的局麻药内禁用或慎用肾上腺素。

四、全身麻醉操作要点

(1)颈动脉手术中,特别在实施颈内(总)动脉阻断期间,应监测脑供血和中枢神经功能变化。脑电图描记、脑干诱发电位、脑血流多普勒测定仪、脑氧饱和度监测仪以及颈内静脉氧分压测定等,均可从不同侧面评价脑血供情况。

(2)麻醉诱导和建立人工气道。

1)在无强迫体位、无呼吸道受累的颈部病变手术患者,麻醉诱导和气管插管可按常规方案进行。

2)对于有气管受压,特别是已出现呼吸困难的患者,宜在充分表面麻醉的条件下行清醒气管插管;或是在适度镇静、镇痛复合表面麻醉的条件下行"遗忘镇痛慢诱导"气管插管。估计术后还需较长时间带管的患者,应行经鼻气管插管。

3)对估计有"困难气道"的患者,可选用纤维支气管镜、硬纤维喉镜、插管型喉罩、可视插管型喉罩等特殊气管插管器械予以解决。

(3)麻醉维持:吸入麻醉、全静脉麻醉以及静-吸复合麻醉均可有效、安全地用于颈部手术的麻醉维持,但在某些特殊手术中,药物选择有其特殊性。

1)甲状腺功能亢进症和甲状旁腺功能亢进症患者不宜使用氯胺酮。

2)如术中需借助神经刺激仪识别神经,则不宜使用肌肉松弛药。

3)小儿斜颈手术因术后需使用石膏固定,故麻醉维持应选用可控性好、恢复快而平顺的药物,以免麻醉恢复期发生恶心、呕吐时因头部固定发生误吸。

4)在某些出血风险较大的手术,术中可使用控制性降压以减少失血。

(4)麻醉恢复。

1)手术结束后,应待患者完全清醒、咽喉保护性反射恢复后,方可考虑拔除气管导管。

2)由于诸多因素影响,部分患者拔除气管导管后,可能出现急性呼吸道梗阻。为预防此种严重并发症,必须等患者完全清醒后,首先将气管导管退至声门下,观察患者呼吸道是否通畅、呼吸是否平稳。如果情况良好,则可考虑完全拔除气管导管,并继续观察是否出现呼吸道梗阻。

3)麻醉恢复期拔除气管导管时,多种因素可能导致气道梗阻,如血肿压迫、气管塌陷、双侧喉返神经损伤以及喉头水肿、喉痉挛等。故在拔除气管导管的同时,应准备好再次建立人工气道(气管插管或切开),包括药品、器具和心理的准备。

4)对于发生气道梗阻风险较大的患者,应保留气管导管至术后24 h,经治疗、处理后,再考虑拔除气管导管。

五、全身麻醉的注意事项

(1)为防止术中导管受压变形导致呼吸道梗阻,应选用带有金属环丝的"加强型气管导管"。

(2)对有呼吸道狭窄的患者,应多准备几种型号的气管导管;气管插管的前端应越过狭窄部位;导管插入时应轻柔,以免损伤气管,特别是软化和变薄的气管壁更易被损伤。

(3)颈部手术在分离、牵拉或压迫颈动脉窦时,可引起血压降低、心动过缓,甚至心脏骤停。术中为了避免此严重并发症的发生,可用少许局麻药液在颈动脉窦周围行浸润阻滞;一旦出现此并发症,应立即停止手术,并静脉注射阿托品,必要时采取心肺复苏措施。

(4)在颈动脉手术中,常需暂时阻断颈总动脉或颈内动脉,但阻断时间不应长于 20 min。阻断期间应采用前述监测方法监测脑血流和中枢神经功能;阻断期间应避免过度通气,并适当增加动脉压,有利于颅内侧支循环的血流灌注。

(5)甲状腺功能亢进症患者使用肌肉松弛药时应特别慎重,因甲状腺功能亢进症患者常合并有肌病或肌无力。肌肉松弛药应选用对心血管影响小、作用时间短的药物。术后应尽量避免出现肌肉松弛药的残余作用。如需对肌肉松弛药的残余作用进行拮抗时,也应避免使用阿托品,而改用格隆溴铵与抗胆碱酯酶药进行复合。

(6)甲状旁腺功能亢进症患者尽管存在肌无力症状,但由于高钙血症,对非去极化肌肉松弛药呈抵抗效应,而对去极化肌肉松弛药可能敏感。故术中应注意神经-肌肉接头功能的监测,并以此指导肌肉松弛药的使用。

(7)在颈部椎管狭窄手术,颈部脊髓在解除压迫后,术后有发生反应性水肿的可能,特别是在术前脊髓受压比较严重的患者。手术时需与手术者及时沟通,了解发生此并发症的风险程度。必要时保留气管导管至术后 24~48 h,经激素、脱水等治疗,待水肿减轻或消除后,再考虑拔除气管导管。

六、全身麻醉并发症

1.喉返神经或喉上神经损伤

(1)因手术中切断、缝扎或钳夹喉返神经可造成其永久性或暂时性损伤。喉返神经主干损伤者,声带处于中间部位;前支损伤者,内收肌瘫痪使声带外展;后支损伤,则外展肌瘫痪致声带内收。双侧喉返神经损伤时,可出现呼吸困难甚至窒息,需立即行气管造口以解除呼吸道梗阻。

(2)喉上神经内支损伤使喉部黏膜感觉丧失而易发生误吸,而外支损伤则使环甲肌瘫痪而使声调降低,一般经理疗或神经营养药物治疗后可逐渐恢复。

2.血钙浓度降低

甲状旁腺切除术后或甲状腺手术操作误伤甲状旁腺或使其血液供给受累,出现甲状旁腺功能低下,可使血钙浓度降至 2.0 mmol/L 以下,导致神经、肌肉的应激性增高,而在术中或术后发生手足抽搐,严重者可发生喉和膈肌痉挛,引起窒息甚至死亡。故麻醉后应予以注意,事先做好气管插管的准备。发生手足抽搐后,应立即静脉注射 10% 葡萄糖酸钙或静脉输入氯化钙溶液。

3.甲状腺危象

在甲状腺功能亢进症术中、术后均可出现,但多发生于术后 12~36 h。患者通常出现心动过速或心房颤动等严重心律失常;高代谢状态,发生呼吸性和代谢性酸中毒;心力衰竭、肺水肿;循环休克;恶心、呕吐、腹痛、腹泻;重度烦躁,甚至昏迷。甲状腺危象死亡率极高,防治的关键在于术前的充分准备。治疗包括应用抗甲状腺药物,口服碘剂,应用 B 受体阻滞剂、糖皮质激素,纠正水、电解质及酸碱平衡紊乱,呼吸支持,降温等对症治疗。

第三节　开胸手术的麻醉

一、对患者的评估与术前准备

1.患者评估

开胸非心脏手术的麻醉,由于体位的改变,开胸后胸膜腔内压的变化、纵隔移位及单肺通气等对呼吸功能和循环功能均产生影响。术前评估的重点是了解呼吸和循环的代偿状态。

(1)病史与体检:重点了解有无心肺疾病史、症状与体征。肺部疾患主要表现为咳嗽、痰量增多、呼吸困难、胸痛、咯血、肺内哮鸣音和啰音等。

1)对气道分泌物较多者,应了解24 h的排痰量及性质。注意支气管扩张或肺脓肿的严重程度。术前应给予抗生素治疗、雾化吸入、体位引流,待感染控制、排痰量明显减少后,方可安排手术麻醉。

2)有呼吸困难者,说明病情较重,应明确肺疾患的性质、程度,判断肺部疾患属阻塞性肺损害抑或限制性和混合性肺损害,同时应注意有无心脏病引起的呼吸困难。

3)咯血:应注意咯血量,急性大量咯血可阻塞呼吸道导致窒息。术前应正确评价患者心血管功能状况及代偿能力,对伴有高血压且血压未得到有效控制、糖尿病、肥胖、心脏病、慢性心力衰竭者会降低麻醉的耐受性,应给予高度重视。

4)原发性高血压:如血压持续高于180/110 mmHg时,心、脑血管意外发生率明显增加,术前应给予系统内科治疗和准备。

5)糖尿病:存在机体代谢紊乱、心血管及肾脏损害以及易感染等危险因素。术前空腹血糖应控制在8 mmol/L左右。酮体应为阴性,急诊患者亦应防止发生酮症酸中毒,以免发生不可逆性昏迷。

(2)实验室及辅助检查:除常规检查及肝、肾功能检查外,术前应做动脉血气分析,了解肺通气和换气功能。

心电图如有P波高于2.5 mm、电轴右偏、右室肥大、完全性或不完全性右束支传导阻滞,表明患者有右心超负荷。

开胸手术前麻醉医师应亲自阅读胸片(正侧位)或CT,以了解患者有无气道受压及偏移程度,估计气管插管难度及气道通畅度;有无肺不张、肺部感染、肺大疱、肺脓肿,明确健侧肺或非开胸侧肺保护问题。

2.术前准备

控制急性呼吸道感染和治疗慢性肺疾病:①戒烟:至少2周以上;②应用抗生素治疗;③药物控制支气管哮喘或喘息型支气管炎;④平喘祛痰治疗;⑤体位引流;⑥持续低浓度(25%~35%)氧吸入;⑦治疗肺心病;⑧纠正营养状态。

二、麻醉选择与处理

1.麻醉前用药

胸内手术患者麻醉前应依患者年龄、全身状态、麻醉方法,在药物种类、给药时间和途径上应个体化,区别对待。手术前一天晚可依患者精神状态给予适量的地西泮或咪达唑仑,促其入睡。

肺、肝功能好的患者应常规给予术前用药。已有低氧血症和高碳酸血症的患者,术前禁用有呼吸抑制作用的药物。

2.麻醉选择

可选择全身麻醉(静-吸复合或静脉麻醉),或硬膜外加全身麻醉。全麻药物的选择应以镇痛、镇静作用好,对心血管系统抑制轻,术毕清醒快,无组胺释放,对气道无刺激,不增加分泌物为原则。

3.术中监测

基本监测有血压、心率、心电图、SpO_2、心前区或食管内听诊器、吸入氧浓度、体温、尿量等。对高危和有特殊难度的患者,可选用直接动脉测压、CVP、$PETCO_2$、血气分析,必要时测肺动脉压和心排血量。

三、气管手术麻醉的特点

气管手术包括气管部分切除及隆突成形术。由于气管狭窄(肿瘤占位或气管创伤)导致麻醉插管困难,必须选择两次插管。第一次将气管插管放置于狭窄部位上方解决通气;第二次插管应在肿瘤或狭窄部位下方气管切一环状口,在手术台上由医师将气管插管经切口处插入气管或支气管再进行通气。两侧气管断端吻合时,拔除第二次插管,将原气管插管小心通过吻合口进行通气。由于该手术在一段时间内气管开放,单纯吸入麻醉较难维持,应做全静脉麻醉。

四、单肺麻醉

1.单肺麻醉的适应证

(1)防止肺内感染物播散到健肺。

(2)大咯血。

(3)支气管-胸膜瘘。

(4)肺囊肿,肺大疱。

(5)气管、支气管断裂或重建术。

(6)肺泡蛋白沉积症。

(7)胸腔镜手术。

(8)肺叶或全肺切除术。

2.单肺麻醉的实施

单肺麻醉多数采用双腔支气管插管,少数采用单侧支气管插管或支气管填塞管。

(1)双腔管的选择:①右肺手术选左侧双腔管行左肺通气;②左肺手术选右侧双腔管行右肺通气;③右侧支气管插管有可能堵塞右上肺叶开口而通气不良,故左侧双腔支气管插管较常用于单肺通气。

双腔管插入后,双肺分别通气,经听诊确定导管位置后再摆体位,并再次听诊确定导管的位置是否到位。

单肺通气时,由于气体交换的改变(由双肺变为单肺)和肺动静脉分流的增加,可导致低氧血症。因此,单肺通气初期 15 min 应严密观察患者对单肺通气的耐受性,如 SpO_2 不超过

90%,经采用其他方法仍不能改善者,应恢复双肺通气。

(2)单肺通气的管理尚应注意的问题:①单肺通气潮气量与双肺通气相同,8~10 ml/kg,呼吸频率由双肺通气的 12 次/分增至 16 次/分,气道压力略增,保持每分通气量不变,PaCO$_2$ 为 40~45 mmHg;②单肺通气期间应吸入高浓度的氧,不用氧化亚氮,可减轻低氧血症;③定时做动脉血气分析,以调整单肺通气的呼吸参数,保证其效果;④健肺加用 PEEP(5 cmH$_2$O)后,低氧血症仍无改善,可采用术侧肺加用 CPAP 持续吹氧或高频通气给氧,必要时间断行双肺通气;⑤全肺切除时,应尽早行术侧肺动脉结扎,消除肺内右向左分流,PaCO$_2$ 亦可下降;⑥尽量缩短单肺通气的时间,单肺通气 1 h 左右,可间断行短时间的双肺通气,对预防术后肺不张有益;⑦双腔插管并发症:主要为喉头损伤;气管、支气管损伤破裂;导管对位不正,影响通气。

五、胸腔镜手术麻醉

特点是比单纯开胸手术创伤小,除行探查、获取病理标本等小手术可双肺通气外,肺叶切除、食管癌切除等手术必须行全麻下的单肺通气。一些手术在术毕时仍需切小口开胸取标本,该情况下通气等管理应等同于前述开胸术。

六、胸内手术的术后处理

1.一般处理

胸内手术麻醉后,应加强神志、意识、呼吸、循环、酸碱平衡、出血和渗血量、尿量等全面的生理监测,及时发现、处理异常情况。

2.呼吸功能维护与处理

胸内术后肺功能的改变与术前患者肺功能受损程度、手术大小、手术时间、呼吸力学改变有关。可能存在肺膨胀不全、肺容积下降、功能残气量下降、肺泡通气/血流(VA/Q)比值失调、肺内右向左分流、呼吸做功增加、肺顺应性下降、肌松药和镇痛药残余作用、分泌物排除不畅等。

胸内术后有 40%~60%的患者可能发生呼吸功能不全。多数患者术后可清醒并拔除气管插管。少数慢性肺疾病较重者,术后出现明显低氧血症,需进一步治疗。

术后持续吸氧或机械辅助呼吸,可预防呼吸功能不全。

3.术后早期严重并发症

(1)心包疝形成:胸内手术如需打开心包时会形成一缺损,较强的胸内负压引流、较高的通气压力、体位不当等因素可形成心包疝。临床表现为突然血压下降、心律失常、上腔静脉综合征。处理:立即开胸探查。预防:患者取患侧卧位,行低压通气。

(2)术后大出血:由于肺血管结扎线脱落所致,需立即开胸止血。

(3)支气管-胸膜瘘和张力性气胸:多为支气管残端脱结,导致严重通气不足。应立即解除张力性气胸,需再次开胸探查。

4.术后镇痛

术后镇痛有利于减少呼吸道并发症,利于患者做深呼吸、咳嗽、排痰和下床活动。方法有患者自控镇痛、胸膜的镇痛、肋间神经阻滞等。

第四节　心脏直视手术的麻醉

一、麻醉前检查与准备要点

(1)阅读病历:重点了解心脏病史、心功能、肺功能、肺动脉高压程度,以及各种特殊造影、功能检查及血生化结果、营养状况、近期有无感染等。

(2)体检:主要为浅表静脉、颈部静脉充盈程度及桡动脉搏动情况,做双侧 Allen 试验。

(3)详细了解患者应用利尿剂、洋地黄制剂、钙通道阻滞剂及 β 受体阻滞剂的时间和剂量。

(4)交代术前常规禁食 12 h,1 岁以下婴儿术前 4 h 可给予适量糖水。

二、麻醉维持与管理要点

(1)选择对心肌抑制轻、对血流动力学影响小的麻醉药,维持循环稳定。

(2)经中心静脉采血查硅藻土激活凝血时间(ACT)生理值。转流前查动脉血气、电解质、血糖、血细胞比容作为基础值。

(3)输液种类依病情需要,输液速度与量参考中心静脉压、动脉压、尿量。婴幼儿用量为 $2\sim4$ ml/(kg·h),并参考监测指标。

(4)转机前,经全身肝素化后 $5\sim8$ min 查 ACT,ACT 高于 300 s 时可行心内插管,ACT 高于 480 s 可转机。转机后由于血液稀释,可影响麻醉深度,为避免麻醉过浅而引起机体不良应激反应和术中知晓,转机前及体外循环中应及时用静脉药物加深麻醉。

(5)开始体外循环后,依手术要求和对心、脑保护的需要,可选择中度低温($26\sim28℃$)、浅深低温($24\sim26℃$)、深低温($20\sim22℃$)、超低温($16\sim20℃$)。

(6)转机后停止静脉输液。维持平均动脉压(MAP)$50\sim70$ mmHg($6.6\sim9.3$ kPa),中心静脉压为 $0\sim0.3$ mmHg($0\sim0.04$ kPa)。定时查动脉血气、血红蛋白、血细胞比容、电解质、ACT,记录尿量及性状,并及时予以调整在生理范围。

(7)转机后达正常流量时应停止机械通气,呼吸囊内充气维持气道压力为 5 cm H_2O,如有肺动脉高压,可维持 20 cmH_2O 压力,以减少回心血量,有利于心内操作。在左心切开至缝合全过程,不应有患者自主呼吸或辅助呼吸,因可使空气进入肺静脉,引起脑血管和冠状动脉的空气栓塞。

(8)观察患者面部颜色,颈部、腮腺及球结膜有无肿胀,瞳孔大小、形状,随时与灌注师和术者联系。

(9)主动脉开放前从机内注入利多卡因 2 mg/kg,有利于心脏自动复跳及心室颤动的消除。心室颤动粗大可用电除颤。

(10)主动脉开放后,如果心脏膨胀、心室细颤,可适量应用肾上腺素或异丙肾上腺素;如心脏复跳困难、低血压,除用上述药物外,应尽量提高灌注压。

(11)恢复机械通气,检查体温、动脉压、中心静脉压、尿量及尿性状、心律、心率、动脉血气及电解质、血红蛋白、血细胞比容。准备升压药及血管扩张药。

(12)辅助循环时间应依循环功能恢复情况决定,有利于心肌氧供考虑,辅助循环时间为阻断时间的 1/4 左右为佳。

(13)停体外循环,拔除心内导管时,按肝素量 1～1.5 倍鱼精蛋白拮抗,注意静脉推注速度,避免血压下降。输入新鲜血或成分输血,维持平均动脉压高于 60 mmHg,CVP 为 10～15 cmH$_2$O,复查 ACT、血气分析、电解质。尿量每 100 ml 补 10%氯化钾 1.5 ml。低镁血症可用 0.13～0.5 g 氯化镁。

(14)手术结束,吸除呼吸道及口腔分泌物后,送患者回 SICU。

(15)运送患者应由麻醉医师和手术医师参加,应备氧气瓶,用简易呼吸囊,严密观察生命体征,保护并维持好静脉通路及升压药、降压药及输液速度,到达 ICU 后应详细交接,待病情稳定后方可离开。

三、二尖瓣狭窄的病情及麻醉特点

(一)病情

(1)左心房压力负荷和容量负荷增加,左心房扩张,易发生心房颤动和形成血栓。心动过速减少舒张期充盈时间,左心房压力增加,易出现肺水肿。左心室充盈受损,心排血量下降。

(2)肺静脉压和肺血管阻力增高,右心室压力增加。长期肺动脉高压,引起三尖瓣反流,进一步发展可导致右心衰竭。

(二)麻醉处理

(1)术前用药:原则是在不影响患者呼吸、循环功能的前提下,给患者以充分镇静,预防心动过速。

(2)维持适当的左心室前负荷:低血压可因低血容量引起,但要避免补液过快,发生肺水肿。

(3)避免心率过快,控制房颤患者的心室率,可以使用洋地黄、β受体阻滞药或钙通道阻滞药。

(4)心肌收缩力:许多患者在体外循环后需要变力性药物的支持。

(5)体循环阻力:宜维持后负荷在正常水平。

(6)肺血管阻力:避免缺氧和二氧化碳蓄积等任何原因引起的肺动脉压升高。

四、二尖瓣关闭不全的病情及麻醉特点

(一)病情

(1)病因有二尖瓣脱垂、缺血性心脏病、风湿性心脏病、心内膜炎乳头肌断裂。

(2)左心房和左心室容量负荷增加,室壁张力增加。急性导致左心室功能障碍,慢性引起左心室扩张和肥厚。

(3)反流量取决于左心室和左心房的压力梯度、瓣口面积和射血时间。

(二)麻醉处理

(1)维持足够的左心室前负荷。

(2)正常或相对的心率增快,有助于降低心室容积,使反流减少。

(3)避免心肌抑制,许多患者在体外循环前、后需要变力性药物支持。

(4)减轻后负荷有助于缓解病情,避免体循环阻力增加。

五、主动脉瓣狭窄的病情及麻醉特点（一）病情

（1）病因有风湿性心脏病、二瓣叶狭窄、进行性钙化。

（2）呼吸困难、疲劳和心悸、心绞痛、晕厥和猝死。

（3）左心室（压力）后负荷增加，心肌肥厚、僵硬，心房收缩在维持左心室充盈方面非常重要。

（4）心室内压的增加、左室的肥厚加上冠状动脉灌注压的下降，可导致心肌缺血。

（二）麻醉处理

1.麻醉诱导与维持

尤其是主动脉瓣严重狭窄的患者，应特别小心维持血流动力学稳定，维持冠状动脉灌注压。麻醉诱导时备好血管加压药，如去氧肾上腺素，及时和积极治疗因血管扩张引起的低血压。

2.左心室前负荷

避免前负荷过低。慎用扩血管药物，因其降低前负荷而减少心排血量。

3.心率、心律

维持稍慢的窦性心律（50～70次/分）较为理想。

4.体循环阻力

维持后负荷，以保证冠状动脉灌注压。

5.心肌保护

对有心肌肥厚者，要保证有充分的心肌保护，才可进行冠状静脉窦逆行灌注。

六、主动脉瓣关闭不全的病情及麻醉特点（一）病情

（1）病因有风湿性心脏病、心内膜炎、创伤、主动脉扩张性疾病（动脉瘤、梅毒和马方综合征）。

（2）左心室容量负荷增加，室壁张力增加。急性导致左心室功能障碍；慢性引起左心室向心性肥厚，伴左心室容积增加和左心室压力轻度增加。进一步发展，导致左心室功能不全。

（二）麻醉处理

1.麻醉诱导与维持

高度依赖内源性交感张力。避免任何心肌抑制和心率减慢。麻醉诱导时一旦出现低血压，宜使用正性肌力药如小剂量麻黄碱或多巴胺，不宜单纯使用血管加压药，必要时在麻醉诱导以前就进行正性肌力支持。

2.左心室前负荷

维持充足的左心室前负荷。

3.心率

保持心率正常或轻度增加，维持稍快的心率（80～90次/分）较为理想。

4.心肌收缩力

维持心肌收缩力。

5.体循环阻力

宜降低后负荷，改善前向血流。避免用血管收缩药，以免加重反流。

七、冠状动脉旁路移植术的麻醉特点

1.概念及治疗原则

(1)冠状动脉粥样硬化性心脏病是由冠状动脉粥样硬化斑块导致冠状动脉管腔狭窄,甚至完全堵塞,使冠状动脉血流不同程度地减少,引起心肌氧供与氧耗失去平衡而导致的心脏病,简称"冠心病"。作为全身动脉粥样硬化的一部分,冠状动脉粥样硬化表现为冠状动脉某部位的脂质、黏多糖、血小板及钙等的沉着,形成粥样硬化斑块,导致冠状动脉狭窄、血流储备能力下降,当心肌耗氧量增加时,产生心绞痛,甚至发生心肌梗死。另外,冠状动脉痉挛在心肌缺血的发生中也起重要作用。

(2)冠心病的治疗主要包括三种,即药物治疗、介入治疗和冠状动脉旁路移植术。药物治疗是最经典的治疗方法,仍然占有重要的地位。当冠心病经药物治疗无效,介入治疗后再狭窄或不适合介入治疗,心肌梗死后发生严重并发症如室壁瘤、室间隔穿孔和乳头肌断裂等,经冠状动脉造影发现其主干或主要分支明显狭窄、远端血管通畅,均适合于外科手术治疗。主要方法包括冠状动脉旁路移植术(CABG)、室壁瘤切除或折叠术、室间隔穿孔修补术等。

2.心肌氧供与氧耗的决定因素及左、右心室冠状动脉供血的时相差异

(1)心肌氧供的主要决定因素:包括动脉血氧含量、冠状动脉血流(CBF)。动脉血氧含量取决于血红蛋白浓度、血氧饱和度和氧分压;CBF＝冠状动脉灌注压(CPP)/冠状血管的阻力(CVR)。心肌代谢产物、自主神经张力、内分泌激素水平和冠状动脉解剖等因素影响 CVR,CPP 主要受血流动力学因素的影响。

(2)心肌氧耗的决定因素:包括心率、心肌收缩力和心室壁张力。其中心率是最主要的影响因素,室壁张力受心室内压(后负荷)、心室腔大小(前负荷)和室壁厚度等因素的影响。

(3)左、右心室冠状动脉供血时相的差异:供应左心室的冠状动脉血流 85% 来自舒张期,只有 15% 来自收缩期;大部分血流供应左心室心外膜和心肌中层,而左心室心内膜下血流则全部来自舒张期。心肌收缩时,室内压增加,内膜下心肌收缩,导致内膜下小动脉关闭,故左心室心内膜下最易发生缺血。大多数人的冠状动脉为右优势(后降支起源于右冠状动脉),由于右冠状动脉主要供应右室壁,故其收缩期与舒张期均有供血。

3.冠心病心绞痛的分类和药物治疗

(1)根据世界卫生组织将心绞痛分为两型:劳力性心绞痛和自发性心绞痛。劳力性心绞痛又分稳定劳力、初发劳力及恶化劳力性心绞痛;自发性心绞痛根据发作时 ST 段压低或抬高分为单纯自发型(ST 段压低)和变异型心绞痛(ST 段抬高)。

(2)稳定劳力性心绞痛治疗以 β 受体阻滞药为主,辅以硝酸酯类血管扩张药。初发劳力性心绞痛,由于病程短、临床表现差异大,常采用硝酸酯类、钙离子拮抗药、β 受体阻滞药、抗血小板药等多种药物的联合治疗。对恶化劳力性心绞痛,常并用硝酸酯类及钙离子拮抗药以预防冠状动脉收缩,疼痛发作频繁时,常持续静滴硝酸甘油。自发性心绞痛治疗药物以钙离子拮抗药为主,有时需两种钙离子拮抗药联合应用。对变异型心绞痛,一般不主张单独应用 β 受体阻滞药。

【麻醉处理】

1.术前用药

(1)一般情况下,术前治疗用药如 β 受体阻滞药、钙离子拮抗药、硝酸酯类药应持续应用至

手术当日,并根据术前心绞痛的性质、心绞痛控制的程度及心率、血压等调整药物的剂量,必要时适时加量。术前应停用血管紧张素转换酶抑制药(ACEI)和血管紧张素Ⅱ受体拮抗药,以防围手术期发生顽固性低血压。

(2)应用镇静类药物:应根据患者的用药史、年龄等具体情况,特别是心功能状况合理选择,以消除患者的紧张情绪、充分镇静。

2.麻醉诱导与维持

(1)麻醉诱导原则:根据患者的具体情况选择合理的药物与剂量,避免血流动力学的明显波动,维持心肌氧供需平衡及机体重要脏器的有效灌注。目前临床上最常用的阿片类药是芬太尼(诱导剂量 5~20 μg/kg)或舒芬太尼(诱导剂量 1~3 μg/kg),对于拟在手术结束后早期快速拔管的患者可选用瑞芬太尼[0.2~0.5 μg/(kg·min)]。镇静药根据情况可选用咪达唑仑(3~5 mg)、依托咪酯(0.3 mg/kg)或丙泊酚(0.5~1 mg/kg)。为达到适宜的麻醉深度,并抑制气管插管时的应激反应,避免气管插管前低血压,应在心电图和直接动脉测压的监测下,缓慢、间断地给药。如麻醉诱导期间出现不可耐受的低血压,可静脉给予小剂量麻黄碱(3~6 mg)或去氧肾上腺素(0.05~0.2 mg)。

(2)麻醉维持:冠心病患者的麻醉维持要求循环稳定,血压和心率不应随着手术刺激的强弱而明显上下波动。一般而言,术前心功能较好的患者,只要尿量满意、内环境稳定、无代谢紊乱、静脉血氧饱和度(SvO₂)高于 70%、体外循环前心率在 50 次/分左右则无须处理;但应注意血容量的控制,避免血容量过度。血运重建前控制性心动过缓(心率 50 次/分左右)、控制性血压偏低(收缩压 90~100 mmHg)的循环状态,对无高血压病史的患者,更有利于心肌氧的供需平衡和储备。对于心功能较差,需要较高的交感张力来维持心排血量的患者,则需努力避免对心肌的任何抑制,必要时用正性肌力药来辅助循环。

3.体外循环冠状动脉分流移植术(CABG)的麻醉

(1)心肌保护和重要脏器灌注:大多数患者体外循环期间采用主动脉根部插管正行灌注冷晶体停跳液;冠状动脉病变严重患者,为加强心肌保护可采用主动脉根部插管和冠状静脉窦插管行正行、逆行灌注。体外循环期间机体其他重要脏器的保护在于低温及较高的灌注压(50~80 mmHg),维持 SvO₂ 在 75% 以上。

(2)体外循环期间,低血压、高血压的处理转流开始后由于多种因素的影响,灌注压往往较低(30~40 mmHg),一般可通过增加体外循环流量维持血压在可接受的水平,如血压持续在低水平,可通过体外循环给单纯 α 受体兴奋药,如去氧肾上腺素 50~100 μg,往往可获得满意效果,但应注意患者对去氧肾上腺素的反应差异很大。由于多数冠心病患者年龄较大,常合并高血压及全身动脉硬化,转流中应根据患者的年龄、温度、有无并发症等多种因素确定合适的血压,一般应维持较高的流量和较高的灌注压。体外循环期间,高血压一般可通过加深麻醉、应用血管扩张药处理。

(3)停机后的处理:主要包括正性肌力药、血管扩张药、β 受体阻滞药或钙通道阻滞药等的应用,是冠心病麻醉的重要环节之一。

1)冠心病患者由于心肌缺血、心肌梗死或室壁瘤等原因,往往存在有不同程度的心功能不全,使不少医师在麻醉处理中顾虑心功能受抑制,常给予正性肌力药来增强心肌收缩力。但任何正性肌力药均增加心肌耗氧,常规或预防性使用正性肌力药,对患者并无益处。应用正性肌力药的适应证:肺毛细血管楔压(PCWP)高于16 mmHg,而平均动脉压(MAP)低于70 mmHg或收缩压低于90 mmHg,心脏指数(CI)低于2.2 L/(min·m2),SvO$_2$低于65%。正性肌力药可选用多巴酚丁胺、多巴胺、肾上腺素、米力农等。

2)硝酸甘油扩张冠状动脉、降低心肌氧耗、降低肺动脉压和PCWP,可用于冠心病患者,特别是高血压、PCWP高、急性左心室或右心室功能不全等情况下。需注意硝酸甘油易发生早期耐受性,而且随着患者年龄的增长,效力也逐渐减弱。

3)β受体阻滞药对冠心病患者有益,可根据具体情况选用艾司洛尔、美托洛尔等。由于β受体阻滞药的负性肌力、负性变时等作用,应在严密的监测下,稀释、小剂量从深静脉(颈内或锁骨下)途径缓慢给药,一旦心率出现下降趋势应即刻停药。对于高度依赖交感张力或快速心率来维持心排血量的患者,因易促发心力衰竭,应避免应用。钙通道阻滞药地尔硫䓬可扩张冠状动脉、防治冠状动脉痉挛、增加冠状动脉血流、改善心肌缺血,对心肌收缩力抑制不明显,常用剂量1~3 μg/(kg·min)。二氢吡啶类钙通道阻滞药尼卡地平也常用。

4.非体外循环CABG的麻醉

非体外循环下CABG由于手术是在跳动的心脏、无机械辅助循环的情况下进行,麻醉处理较难。冠状动脉吻合期间,维持稳定的血流动力学、保持冠脉血流量是麻醉处理的关键。麻醉处理需注意以下事项。

(1)容量控制:一般情况下,非体外循环CABG远端吻合口的吻合顺序是前降支、回旋支、右冠状动脉。吻合回旋支之前应限制液体输入量,因过多的前负荷增加心脏左心室舒张末容量,心室壁张力增加,进而增加心肌氧耗,而且也降低心肌的灌注压,减少心肌血供,对冠心病患者极为不利。同时,心室过度膨胀增加外科医师操作的难度。容量应在吻合右冠状动脉时根据当时的心率、血压及失血量等适时补充。

(2)低血压的处理:冠状动脉远端吻合期间,因搬动心脏干扰循环,血压一般有所下降,特别是在吻合回旋支时,如收缩压能维持在80 mmHg、平均动脉压在60 mmHg以上,可暂时不进行处理。如血压低于上述水平,同时出现心律失常或ST段改变,须立即告知外科医师,暂缓搬动心脏,使心脏恢复原位。可选择去甲肾上腺素(5~20 μg单次静脉滴注)、去氧肾上腺素(50~200 μg单次静脉滴注)或麻黄碱(3~5 mg)纠正低血压。一般情况下再次搬动心脏,血压下降、恶性心律失常的发生往往会有所减轻,循环动力学可趋于稳定。冠状动脉固定器有压迫和吸引两种类型,后者对血流动力学的影响较前者小。固定回旋支和下壁血管对血流动力学的影响最大,宜采取头低位和向右侧倾斜,不但有利于心脏射血和增加心排血量,而且有利于暴露术野和吻合。

(3)硝酸甘油:为避免在冠状动脉吻合期间冠状动脉张力增加或冠状动脉痉挛,也为避免药物增加外周阻力的同时对冠状动脉张力的影响,可持续静脉滴注硝酸甘油,剂量应不影响动脉血压。

(4)保温:低温增加外周血管阻力,降低心肌的室颤阈值,使心肌应激性增加,易发生心律失常。同时低温还增加手术期间的失血量,因此需注意保温。可以使用变温毯和呼吸道气体保温、保湿设备,尽量保持合适的室温(高于25℃),患者的中心和外周温度均应维持在36℃以上。

八、肥厚型梗阻性心肌病手术的麻醉 <small>(一)病情</small>

肥厚型梗阻性心肌病(hypertrophic obstructive cardiomyopathy，HOCM)属原发性心肌病，病因未明。主要特征为左心室肥厚，以室间隔为甚。由于室间隔高度肥厚向左心室腔内突出，收缩时引起左心室流出道梗阻。心室肌和室间隔增厚，收缩期二尖瓣前向运动，也使收缩期左心室流出道狭窄，致左心室排血受阻。此类患者的流出道梗阻与瓣膜狭窄引起的梗阻不同，梗阻程度随每次心搏而变化。由于心肌病理性增厚，心室舒张顺应性降低，左心室舒张末压上升，妨碍左心室充盈。正常人左心室舒张末压在等容舒张期降至最低点，随之心室快速充盈，而此类患者舒张压力下降延长到舒张中期，使心室充盈时间缩短。凡增强心肌收缩力、减少心室容量、降低血压的因素均可加重流出道梗阻，而抑制心肌收缩力、增加前负荷和后负荷的因素则可减轻流出道梗阻。

(二)麻醉处理

1.术前用药

术前服用的β受体阻滞药和钙通道阻滞药不宜停用，术日晨应给予足量安定类药或镇静药，以消除患者的紧张和恐惧情绪，使患者入手术室时进入浅睡眠状态。

2.术中监测

术中除常规监测心电图、有创动脉压及中心静脉压外，应放置食管超声。食管超声可评价心室的收缩和舒张功能、瓣膜的形态和功能、左心室流出道的疏通效果及异常征象的改善程度等。

3.麻醉原则

(1)以适当的麻醉深度抑制心肌收缩力，避免应激反应。此类患者的左心室收缩功能多较正常人强，对麻醉药、β受体阻滞药、钙通道阻滞药的耐受力较强，虽术前已服大量β受体阻滞药和(或)钙通道阻滞药，心脏仍能耐受较深的麻醉。

(2)保持心脏的前、后负荷，避免使用血管扩张药。此类患者前负荷下降可使左心室腔容积缩小而加重流出道梗阻。后负荷降低不仅可反射性增强心肌收缩力，而且增加了左心室与主动脉之间的压力差，也可加重流出道梗阻。如用血管扩张药来降低肺毛细血管楔压以求达到"正常值"，则可能会促发低血压，加重流出道梗阻。如术中血压较高，应首先加深麻醉；如血压仍高，可静脉注射β受体阻滞药美托洛尔(0.1～0.3 mg/kg)或艾司洛尔(0.5～2 mg/kg)，也可静脉注射钙通道阻滞药维拉帕米(0.05～0.1 mg/kg)或地尔硫䓬(0.1～0.2 mg/kg)。

(3)维持"满意"的心率和血压，避免使用增强心肌收缩力的药物。此类患者术中"满意"的心率，应维持在术前或略低于术前安静时的水平。麻醉诱导和维持期除保持较深的麻醉外，应避免使用可增快心率的药物。心率增快使舒张期缩短，心室充盈减少，加重流出道梗阻。一旦发生，需立即治疗。首选药物为美托洛尔，如血压也高，可静脉注射地尔硫䓬。因该类患者的心房收缩对左心室充盈至关重要，如出现异位心律(如心房颤动等)，需积极治疗以恢复窦性心律。由于此类患者对麻醉的耐受性较强，一般不会因循环抑制而发生低血压。如术中、术后出现血压下降，应首先补足容量，若无效，可用α受体兴奋药增加外周阻力，如小量去氧肾上腺素(0.1～0.2 mg)或甲氧明 3～5 mg 即可奏效，并可消除或减少左心室与主动脉之间的压力阶差而明显缓解流出道梗阻。

九、慢性缩窄性心包炎的麻醉 (一)病情

慢性缩窄性心包炎是心包的慢性炎性病变,可引起心包增厚、粘连、缩窄甚至钙化,使心脏的舒张活动受限,从而影响心脏功能,导致心排血量下降,全身血液循环障碍。多由结核性心包炎所致,其次为急性心包炎迁延不愈,由病毒、寄生虫、纵隔放疗、类风湿或创伤所致的占少数,部分病例属特发性,原因不明。

(1)由于缩窄的心包限制双侧心室的正常活动,右心室的舒张充盈受限,腔静脉回流受阻,静脉压因而升高。肝脏由于慢性瘀血而肿大,还可出现腹水、胸腔积液和下肢水肿。左心室舒张充盈受限制时,引起肺循环瘀血和压力增高,临床上可出现呼吸困难。

(2)由于心脏舒张充盈功能受限,导致每搏量下降、心排血量下降、血压下降,心室舒张末压增高。交感神经反射性兴奋,出现代偿性心率增快,这是唯一的代偿机制。心率增快不足以满足需要时,则出现心源性休克。

(二)麻醉处理

(1)术前准备加强全身支持,如低盐及高蛋白饮食,输注清蛋白和少量新鲜血液。心率过快者可给予小剂量洋地黄,控制心率不超过120次/分。利尿、补钾,纠正水、电解质平衡失调。

(2)气管插管全身麻醉:选择对循环功能抑制作用最小的药物,用乙托咪酯 $0.15\sim0.3$ mg/kg,或咪达唑仑 $0.05\sim0.1$ mg/kg,芬太尼 $10\sim20$ μg/kg 进行麻醉诱导,肌松药选择应根据心率决定,避免心动过速或过缓,维持适当心率对保持心排血量很重要。

(3)术中应严密监测动脉压、中心静脉压和心率的变化。手术开始即可使用较大量的利尿药。心包切除前注意补充容量,维持血压;心包切除后控制输液,较好地维持容量负平衡,维护心功能。

(4)应密切观察术野的状况。锯开胸骨后牵开器应逐渐撑开,过快、过度的牵拉可使心包更加绷紧,心室充盈骤减,血压下降。游离两侧胸膜附近的心包时应手控呼吸配合外科医师操作。游离下腔静脉入口处及心尖部时常发生较明显的低血压,应密切监测血压并随时与外科医师联系,防止长时间低血压诱发心室颤动。心包尚未剥离之前发生心室颤动时无法放置除颤电极,使心脏复苏更加困难。同时密切注意可能出现的膈神经损伤、冠状动脉损伤和心肌破裂等其他手术并发症。

(5)体位宜采用适当头高位,防止心包剥离后静脉回流骤增,失去心包的脆弱心肌不能适应而产生急性心力衰竭。此时应限制液体输入,立即应用洋地黄和利尿药,必要时可用多巴胺 $3\sim5$ μg/(kg·min)泵入,维持循环平稳。

(6)心肌长久受压,活动受限,心肌萎缩,心包剥离后室壁水肿,收缩无力易于扩张,因此术后充血性心力衰竭是死亡的主要原因。术后应严密监测中心静脉压,继续强心利尿,严格控制液体输入量。多巴胺可持续到术后 $2\sim3$ 天,必要时适当延长呼吸支持和气管插管时间。

十、原发性心脏肿瘤手术的麻醉 (一)病情

原发性心脏肿瘤是指起源于心壁或心腔的肿瘤,不包括转移至心脏的肿瘤,可分为良性和恶性,前者约占70%,包括黏液瘤和非黏液瘤,黏液瘤占 $40\%\sim50\%$,后者以肉瘤为主。

肿瘤的性质与位置不同,所引起的病理生理与血流动力学改变亦不同。黏液瘤通常带蒂,突入心腔,质脆,瘤组织易脱落引起栓塞,可随心内血流运动,导致瓣膜启闭异常,特点是心脏

杂音随体位的改变而变化。其他类型肿瘤可挤压或浸润心肌,引起心脏舒缩功能障碍,突入心腔能使血流梗阻。一些肿瘤能导致心包积液,产生心脏压塞(心包填塞)症状。

原发性心脏肿瘤麻醉风险包括:①左心房黏液瘤因体位变动可堵塞二尖瓣口,导致急性肺水肿;右心房、右心室肿瘤可引起反复发生的肺动脉栓塞,而导致肺动脉高压;②肿瘤脱入瓣口造成梗阻,或大量心包积液发生心脏压塞时,常需急诊手术,术前准备可能不完善。

(二)麻醉处理

1.术前用药

在避免抑制呼吸、循环的前提下,消除患者紧张情绪。

2.术中监测

除心脏手术常规监测外,有条件者应监测术中经食管超声(TEE),可确定肿瘤位置及随血流运动情况。对于右心房肿瘤患者,可指导手术医师静脉插管,以免肿瘤脱落引起栓塞等并发症。注意监测活化凝血时间(ACT),一些左心房黏液瘤患者可发生肝素耐药,主要原因是血浆抗凝血酶Ⅲ的含量和活性降低。

3.麻醉特点

因肿瘤引起的血流动力学改变不同而异,左心房黏液瘤的麻醉与二尖瓣狭窄麻醉处理原则相似。

(1)从麻醉诱导至建立体外循环这段时间,应尽量避免患者体位过多变动。麻醉诱导时,手术医师应到手术间,体外循环机器要准备好,以备发生严重血流梗阻时紧急建立体外循环。

(2)对于肝素耐药患者,在追加肝素的同时给予新鲜冷冻血浆 2 U。

(3)体外循环开始后维持适当偏低的血压,并尽早使心脏停搏,对防止肿瘤脱落有益。

(4)围手术期注意观察和监测患者的中枢神经系统功能。

(5)有些少见的心脏嗜铬细胞瘤患者,术前根据其分泌成分不同,选择应用 α、β 受体阻滞药,控制好血压、心率。手术操作触及瘤体会发生严重高血压,可根据血压升高情况输注酚妥拉明,而切除肿瘤后会出现严重低血压,除补液外,可能还需要使用 α 受体兴奋药。

十一、再次心脏手术的麻醉

因原发疾病不同,病理生理也不同。然而,再次心脏手术有一些共同点。

(1)再次手术原因多为原发疾病的继续治疗或恶化。

(2)与初次手术相比,再次手术时患者年龄增大,原有疾病如先天性心脏病、瓣膜病和冠心病恶化,多数伴有心功能受损,存在心肌缺血,血流动力学不稳定。

(3)有时需急诊手术,术前准备不足。

(4)手术时间较长,术中心脏表面游离操作时,心肌损伤严重。

(5)严重心血管事件发生率增加,死亡率增加。

(一)麻醉风险

1.渗血及大出血

原因有术前抗凝药物应用不当,患者自身凝血机制障碍,术中游离粘连组织致创面广泛渗血,术后鱼精蛋白中和不足。开胸时可出现右心房、右心室或主动脉撕裂,造成致命性大出血。

2.体外循环前发生心室颤动

心脏表面游离操作、电刀刺激等因素是心室颤动发生的主要原因;其次,术中大出血、过敏反应、灌注压下降,也可导致心室颤动发生。术前消化系统瘀血,营养不良,长期应用利尿药,内环境紊乱,亦可能是心室颤动高发的原因。心脏完全游离前除颤困难,多需心脏按压紧急建立体外循环,心功能受损严重,围手术期循环衰竭,死亡率增加。

3.心功能损伤

术前心功能差,术中游离心脏表面造成心肌损伤,心肌保护不佳,心脏负荷改变,如合并或类似于缩窄性心包炎剥脱后或瓣膜置换后的心室前负荷突然增加。

4.过敏反应发生率增高

心脏手术中较易发生过敏反应的药物有抑肽酶、鱼精蛋白等。再次手术患者是发生过敏反应的高危人群,尤其是半年内再次应用上述药物者。再次应用抑肽酶过敏反应发生率为2.5%。

(二)麻醉处理

再次手术麻醉处理与其相应首次手术基本原则相同,但因麻醉风险不同而有其特殊性。

1.术前评估及用药

了解病史、各种检查结果及术前治疗情况。初步评估患者对手术麻醉耐受情况。术前1周停用阿司匹林,瓣膜病术前3天停用华法林,可改用低分子肝素抗凝。

2.麻醉前准备及术中监测

备好抢救药物、体外除颤器,除颤电极最好选用粘贴于患者背部的软式除颤电极。监测ECG、有创动脉压(穿刺部位应选择上肢,因此类手术多需股动、静脉建立体外循环)、中心静脉压、SpO_2、鼻咽与直肠温度,必要时使用肺动脉导管。有条件可应用TEE。

3.血液保护

(1)术前积极治疗凝血机制异常,合理停用抗凝药物。

(2)合理应用肝素,采用自体血回收装置,预先备好体外循环机。

(3)外科医师可先游离出股动、静脉,一旦出现致命性大出血,如升主动脉破裂,应立即给予肝素,建立体外循环,转机后应采用深低温,停循环继续开胸,可避免继续开胸时血液从破裂口流出,而无有效血液循环。注意监测AcT,因肝素有可能从破裂的心脏或大血管流失,造成抗凝不足,此时可在体外循环机中预充肝素。

(4)合理使用血液保护药物。

4.体外循环前处理心室颤动及心肌保护

(1)术前调整好心功能,稳定内环境,保持水、电解质平衡。

(2)术中小心使用电凝和电刀,避免引发心室颤动,尤其在游离心包粘连时,及时提醒外科医师。

(3)积极预防及处理术中突发心血管事件,如大出血、过敏反应。

(4)大剂量芬太尼麻醉能减少应激反应,维持循环稳定,避免使用循环抑制药物,体外循环前少用或不用吸入麻醉药物。

十二、心脏急症或外伤手带的麻醉

心脏急症手术的主要特点是病情紧急,没有足够的准备时间,有时甚至边抢救边了解病情。

(一)急性室间隔穿孔

(1)室间隔梗死通常发生在急性心肌梗死后的2～6天。室间隔穿孔最常发生在首次透壁性心肌梗死而侧支循环缺乏者,最常见部位是室间隔前部。由于室间隔缺损导致左向右的分流,使右心室容量超负荷、肺水肿、双心室衰竭,最终引起心源性休克。通过超声心动图可以确定。超过1/4的患者同时需要心肌再血管化。

(2)手术病死率与手术时的心功能状态有关,术后持续性心源性休克者预后较差。

【麻醉处理原则】

(1)稳定病情和做好手术准备,左向右分流的程度决定手术的紧急性,大多数患者需要IABP和心脏支持药物。

(2)维持前负荷和心肌收缩力。

(3)保持灌注压的同时降低后负荷。

(4)避免心肌抑制。

(5)避免增高或降低肺血管阻力的操作。

(6)CABG后保持较低后负荷。

(二)心脏外伤

【急救处理】

(1)抗休克治疗:尽快放置中心静脉测压管,快速静脉输血和补液,补充血容量,支持血液循环,适当使用升压药物。心脏外伤患者常规准备血液回输装置。

(2)保持呼吸道通畅,支持呼吸功能迅速气管插管建立人工气道,人工呼吸。血胸或(和)气胸者,胸腔插管行闭式引流。

(3)心包穿刺:确诊心脏压塞者,紧急行心包穿刺术。经心包穿刺急救后,尽快准备手术。术前准备以快速大量输血为主,辅助其他抗休克措施。低血压时,可适量给予升压药物(如多巴胺等),以增加心肌收缩力。

【麻醉处理原则】

(1)特殊处理:刺入心脏的刺伤物如尖刀留在胸壁,术前不宜拔出。手术前发生心脏骤停,需紧急开胸做心脏按压,解除心脏压塞,并以手指暂时控制出血部位,改善心排血量。体外心脏按压不仅无效,而且加重心脏压塞。

(2)快速建立监测和静脉通路,迅速补充血容量和稳定循环。

(3)麻醉诱导和维持:麻醉诱导时可因扩张周围血管诱发心脏停搏,因此要准备紧急开胸。手术开始时浅麻醉,病情危急、神志不清者,可不用麻醉或采用局部麻醉。

(4)在心脏压塞时,因心包张力极高,一旦切开减压,血液涌出,患者可有血流动力学改善,但应迅速补充血容量。显露心脏伤口后可用手指按压暂时止血,然后进行修补缝合。

十三、先天性心脏病的麻醉

先天性心脏病(简称"先心病")种类繁多,同种病变之间的差别也很大。其病理生理取决于心内分流和阻塞性病变引起的解剖和生理变化。从血流动力学角度可以分以下四种类型：分流性、梗阻性、反流性和混合性病变。

（一）动脉导管未闭（PDA）

（1）分流量的大小取决于导管的直径和体血管阻力（SVR）与肺血管阻力（PVR）比值（SVR/PVR）。

（2）动脉导管分流，使主动脉舒张压降低、心肌灌注减少。

（3）主动脉分流使肺血增多，左心室舒张末容量增大，导致左心室扩张、肥厚和舒张末压力升高。

（4）当左心房压增高时导致肺水肿，肺血管阻力增高，从而右心后负荷增加。

【麻醉处理原则】

（1）同时监测右上肢和股动脉血压，辅助判断主动脉缩窄和避免外科误操作。

（2）结扎动脉导管时，应施行控制性降压。

（3）深低温低流量体外循环经肺动脉缝闭时，需注意避免主动脉进气。

（二）主-肺动脉间隔缺损

（1）与动脉导管未闭相似。

（2）分流直接从主动脉灌入肺动脉。

（3）缺损较大时，分流量多，早期即出现充血性心力衰竭。

（4）肺动脉高压和肺血管阻塞性病变发生早。

【麻醉处理要点】

（1）小婴儿体外循环前控制肺血流，使氧饱和度维持在$80\%\sim85\%$。

（2）术前存在营养不良和肺血管病变者，麻醉诱导时吸高浓度氧。避免诱发肺动脉高压危象。

（3）体外循环后要降低肺血管阻力。适当过度通气。

（三）共同动脉干

（1）主动脉和肺动脉共干，同时给冠状动脉、肺动脉和体循环动脉供血。根据肺动脉在共干上的发出位置不同分为四型。一组半月瓣连接两个心室。

（2）新生儿初期，随着 PVR 的下降，肺血流逐渐增加，最后导致充血性心力衰竭（CHF）。

（3）肺静脉血和体循环静脉血通过室间隔缺损，不同程度双向混合。

（4）肺血过多，心脏做功增加，舒张压降低，容易发生心肌血供不足。

（5）婴儿早期即可发生肺血管梗阻性病变。

【麻醉处理要点】

（1）体外循环前的管理与主-肺动脉间隔缺损相似。

（2）存在 CHF 可使用正性肌力药支持。

（3）使用大剂量芬太尼麻醉（高于 $50~\mu g/kg$），以保持血流动力学稳定。

（4）术中尽量维持肺循环血量/体循环血量（Qp/Qs）平衡，避免过度通气和吸入高浓度氧。

（5）当平衡难以调整时，手术者可暂时压迫肺动脉来限制肺血流，以改善体循环和冠状动脉灌注。

（6）已经有明显肺动脉高压的较大婴儿，麻醉中吸入氧浓度可提高到 80％ 以上。

（7）体外循环后，大部分患儿需要正性肌力药物支持，降低心脏前、后负荷，维护心脏的功能。

（8）由于此类患儿常合并有 DiGeorge 综合征，静脉持续输注钙剂有利于维持循环稳定。

（9）体外循环后，要适当过度通气、纯氧通气、纠正酸中毒和吸入一氧化氮（NO）。

（10）术后镇静和机械通气至少 24 h，以避免发生肺动脉高压危象。

（四）房间隔缺损（ASD）

（1）分流量取决于缺损的大小和右心室与左心室的相对顺应性。

（2）右心室容量超负荷，导致右心室肥厚，顺应性逐渐下降。

（3）肺血增多，随年龄增长，肺血管发生病变。

（4）分流量大的发生房性心律失常的比例增加。

（5）肺动脉高压发生较晚，一般 10 岁以内没有症状。

【麻醉处理要点】

（1）由于婴幼儿期很少有心肺功能改变，麻醉无特殊要求。

（2）体外循环后，中心静脉压数值对液体补充指导意义不大，避免液体过负荷发生急性肺水肿。

（3）手术在全麻下进行，注意保温。

（4）放置封堵器过程中，位置不当时可引起二尖瓣位置异常，血压会发生明显变化。

（五）室间隔缺损（VSD）

（1）缺损分四种类型：膜周型、肺动脉干下型、肌型和混合型。

（2）缺损大小与临床症状相关。肺血多，常表现左心室肥厚。

（3）心脏杂音由强变弱甚至消失，为肺动脉压进行性增高的发展过程。

（4）限制性 VSD 分流量取决于缺损的大小和左右心室间压力差。

（5）非限制性 VSD 分流量仅依赖于 PVR/SVR 之比，左右心室间无压差。

（6）15％ 的患者在 20 岁左右发展为不可逆的严重肺血管梗阻性病变。

（7）非限制性 VSD 婴儿在生后 3 个月内可发生 CHF。

【麻醉处理要点】

（1）非限制性 VSD 婴儿麻醉处理中，体外循环前要适当限制肺血流，避免肺损伤和体循环灌注不足。

（2）严重肺动脉高压患儿：①要防止 $PaCO_2$ 增高，以避免肺动脉压进一步升高，肺血流减少；②脱离体外循环机困难时，首先排除外科因素（残留 VSD 和存在 PDA），联合使用正性肌力药和血管活性药；③留置左房管为脱离体外循环机时泵入药物使用；④术后早期加强镇静、镇痛，降低肺血管的反应性。

（3）如发生房室传导阻滞，可试用山莨菪碱和异丙肾上腺素治疗，无效时用起搏器。

（4）有明显心室肥厚和扩大者，常需使用多巴胺、多巴酚丁胺、米力农和硝酸甘油等药物。

（六）心内膜垫缺损

（1）可分为部分、过渡和完全三型。

(2)部分型心内膜垫缺损(PECD)发生 CHF 取决于左向右分流量和二尖瓣反流程度。

(3)过渡型的症状相对最轻。

(4)完全型心内膜垫缺损(TECD)早期即可出现肺动脉高压或 CHF。

【麻醉处理要点】

(1)体外循环前控制肺血流,限制吸入氧浓度和防止过度通气。

(2)用 TEE 评估矫治后房室瓣功能和心室功能。

(3)术中放置左心房测压管,指导容量管理和使用正性肌力药等血管活性药物。

(4)体外循环后肺动脉高压的处理:①吸入 100%的氧,过度通气;②吸入 NO。

(5)脱离体外循环机困难,可以从左心房管使用缩血管药物,而从右心房管使用血管扩张药。

(6)对于有房室瓣反流和残余 VSD 者,可使用米力农,降低后负荷。

(7)房室传导功能异常者,进行房室顺序性起搏,对于减少房室瓣反流和改善心脏功能有益。

(七)右心室双出口

1.大动脉转位型(Taussig-Bing 畸形)

肺动脉下 VSD,伴有或不伴有肺动脉狭窄。表现类似伴有 VSD 的大动脉转位(TGA)。肺血流增加,易发生 CHF 和肺血管病变。

2.伴大 VSD 型

主动脉下 VSD,不伴有肺动脉狭窄。由于肺血管阻力降低,故肺血过多。

3.法洛四联症型

主动脉下 VSD,伴有肺动脉狭窄。肺血流梗阻为固定性。

【麻醉处理要点】

(1)肺血过多者应注意维持或增加肺血管阻力。

(2)肺血少者应注意改善肺血流。

(3)围手术期肺动脉高压者需过度通气、吸入 100%的氧、适当碱化血液、深度镇静。

(4)及时诊断和处理心律失常。

(5)常需使用正性肌力药物支持。

(八)肺静脉畸形引流

1.部分性肺静脉畸形引流

(1)病理生理变化与单纯的房间隔缺损类似。

(2)左向右分流导致肺血增加,右心房和右心室扩大,肺动脉扩张。

(3)分流量大小取决于参与畸形引流的肺静脉支数、畸形引流的肺叶、肺血管阻力和右心房室的顺应性。

2.完全性肺静脉畸形引流

(1)完全性肺静脉畸形引流分四型:心上型、心内型、心下型和混合型。

(2)存在梗阻肺静脉畸形引流,梗阻原因可以是先天狭窄、发育不良或外在器官压迫,以心下型更为常见。梗阻引起肺水肿导致肺静脉高压,肺动脉血管代偿性收缩。右心室收缩压和舒张末压增高,导致右心房压增高产生房水平的右向左分流。体循环逐渐低氧,进而发生代谢性酸中毒,脏器功能受累。

3.无梗阻性肺静脉畸形引流

(1)肺静脉血回流引起左向右分流,使右心房、右心室扩大,肺循环血量过多,最后导致右心衰竭。

(2)右侧房室的扩张,限制性的卵圆孔(或房间隔缺损)的左侧心容量供给,导致左侧心发育小。

(3)室间隔向左侧移位,导致左心室排血量进一步减少。

(4)80%为卵圆孔未闭或限制性房间隔缺损,不治疗会早期死亡。有20%的患者是非限制性房间隔缺损,未经治疗在30～40岁发展为右心衰竭和肺动脉高压。

【麻醉处理要点】

(1)部分性的麻醉类似于肺血多的ASD。

(2)完全性的麻醉。

1)体外循环前吸入100%的氧,过度通气,纠正代谢性酸中毒,使用正性肌力药物维持循环稳定。

2)禁忌使用TEE,以防加重或造成肺静脉的梗阻。

3)体外循环后梗阻性可选择性使用吸入NO,而非梗阻性的需常规吸NO。

4)防止肺动脉高压危象可过度通气,吸入100%的氧,碱化血液,充分镇静。严重肺动脉高压可以使用硫酸镁和前列腺素E1。

5)反常性的肺动脉高压和体循环低血压。术前存在梗阻的和左心室顺应性差的患儿,吸入NO后导致肺血流增加与左心室不相适应时的现象。

6)脱离体外循环早期,维持低水平血压有助于防止未适应的左心过度负荷所致的损伤。

7)肺功能受损:术前存在肺水肿,体外循环产生的炎性反应。采用压力控制通气的方式,给予适当的PEEP,改善肺的顺应性。

8)左心功能的维护:使用正性肌力药物支持,如多巴胺、多巴酚丁胺和肾上腺素等,也可以米力农减少心脏做功和增加心排血量。

9)液体管理:矫治后左心房压可能较高,是左心室对于负荷不适应的表现。液体的输入必须参考左心房压调整。

(九)主动脉瓣狭窄

(1)重度的主动脉瓣狭窄常与左心发育不良并存。

(2)重度单纯的主动脉瓣异常新生儿常有心内膜下纤维弹性组织增生(开始于胎儿期)。心肌的舒张功能下降,使左心室舒张末容积减少,射血分数降低。

(3)中等程度的主动脉瓣狭窄,左心明显肥厚、扩大。

(4)跨瓣压差高于50 mmHg的为重度,常表现呼吸困难、代谢性酸中毒和心源性休克。

【麻醉处理要点】

(1)心肌肥厚,注意维持心肌氧供与氧耗的平衡。

(2)避免心动过速,以免影响心脏舒张期充盈。

(3)积极处理心律失常,非窦性心律严重影响心排血量。①利多卡因静脉注射、冷等渗盐水心脏表面刺激和超速起搏处理心律失常;②严重影响循环的心律失常,需紧急电转复。

(十)主动脉瓣下狭窄

(1)主动脉瓣下狭窄常在出生后 1 年内发现,是进行性发展的疾病。

(2)梗阻程度与年龄相关。

(3)50%的患儿伴有主动脉反流。

【麻醉处理要点】

(1)管理类似于主动脉瓣狭窄。

(2)降低心肌氧耗,维持氧供需平衡。

(3)保证心脏的前、后负荷,避免低血压。

(十一)主动脉瓣上狭窄

(1)常合并脏器动脉狭窄,部分患者合并 Williams 综合征(智力低下、特殊面容和高钙血症)。

(2)狭窄部常累及冠状动脉窦,易造成冠状动脉缺血。有猝死的危险。

(3)麻醉处理要点同主动脉瓣狭窄。

(十二)主动脉缩窄

(1)典型的主动脉缩窄位于左锁骨下动脉远端到动脉导管开口的周围。

(2)严重主动脉缩窄:①出生后的最初几周内可出现呼吸困难和呼吸衰竭;②狭窄远端体循环低灌注、代谢性酸中毒;③动脉导管的闭合可以导致左心室后负荷急剧增加,引起 CHF和心源性休克;④缩窄发生在动脉导管前和肺动脉高压的患儿,下肢供血可能来自肺动脉,出现差异性发绀。

(3)中度缩窄出现症状较晚,逐渐出现缩窄近端体循环高血压和左心功能不全。

【麻醉处理要点】

(1)新生儿最初几天,由于动脉导管未闭,上、下肢的压差不明显。

(2)新生儿左心室衰竭需静脉持续输注前列腺素 E1 来维持动脉导管开放。

(3)重度狭窄的小儿术前需要气管插管机械通气,以减轻心肺做功。

(4)减少肺血的呼吸管理(高二氧化碳通气、限制吸入氧浓度)。

(5)术中监测右侧上肢动脉压和下肢动脉压。

(6)术后早期可出现高血压,持续 2 周左右,可使用血管扩张药和 β 受体阻滞药。

(十三)主动脉弓中断

(1)分型。A 型:中断末端紧靠左锁骨下动脉远端;B 型:中断位于左锁骨下动脉和左颈总动脉之间;C 型:中断位于无名动脉和左颈总动脉之间。

(2)新生儿早期可无症状,一旦动脉导管闭塞,则出现 cHF 和代谢性酸中毒。

(3)27%的患儿合并 Diceorge 综合征(低钙血症、胸腺缺如、面部发育异常)。

【麻醉处理要点】

(1)一经诊断静脉持续输注前列腺素 E1,使用正性肌力药和利尿药。

(2)麻醉选择以大剂量阿片类药为主,维持循环的稳定。

（3）动脉压选择左、右上肢和下肢同时监测。

（4）体外循环后需要正性肌力药物支持。

（5）DiGeorge 综合征体外循环后需要补充较大剂量钙。

（十四）三尖瓣下移

（1）三尖瓣瓣叶下移至右心室腔，右心房扩大，右心室房化，右心室腔发育异常，可发生右心功能不全。常有卵圆孔未闭和房间隔缺损，可产生右向左分流。

（2）新生儿早期血流动力学不稳定，随着肺动脉阻力的降低，可有改善。

（3）易发生室上性心律失常、右束支传导阻滞和预激综合征（10%～15%）。

【麻醉处理要点】

（1）维持前负荷，避免心肌抑制和外周血管扩张。

（2）注意防治体外循环后的室性心律失常。

（3）使用正性肌力药米力农、多巴酚丁胺等改善右心功能。

（十五）法洛四联症

（1）病理解剖特点为非限制性室间隔缺损，右心室流出道梗阻（RVOT），主动脉骑跨，右心室肥厚。

（2）右心室流出道梗阻程度不同。

（3）缺氧发作与 RVOT 梗阻性质有关。

1）动力性梗阻：梗阻是由于漏斗部肥厚和心室异常肌束形成。漏斗部痉挛引起急性的肺血减少，低氧的静脉血分流至体循环，表现为缺氧发绀。

2）固定性梗阻：由肺动脉瓣增厚、发育不良和二瓣化导致肺血减少引起。

（4）肺动脉瓣完全梗阻（肺动脉瓣闭锁）时，肺血流来源于 PDA、支气管动脉和体-肺侧支。

（5）常有主、肺动脉或分支不同程度的发育不良。

（6）常合并的畸形有房间隔缺损、动脉导管未闭、完全性的心内膜垫缺损、多发室间隔缺损。

（7）少见的合并畸形有永存左上腔、冠状动脉起源异常和左、右肺动脉起源异常。

【麻醉处理要点】

（1）保持充足的前负荷。

（2）麻醉诱导时注意维持 SVR，降低 PVR，可以选择氯胺酮和芬太尼。

（3）缺氧发作时：①纯氧通气，纠正酸中毒；②使用去氧肾上腺素升高 SVR；③降低 PVR、缓解漏斗部痉挛和增加肺血流措施；④给予 β 受体阻滞药。

（4）体外循环后支持右心室功能，并设法降低 PVR，大多需要使用正性肌力药物。

（5）对房室传导紊乱者，需要安置临时起搏器。

（十六）大动脉转位（TGA）

1.循环特点

肺循环与体循环关系为平行循环，而非顺序循环。两循环之间的交通有房间隔、室间隔或动脉导管未闭，是患儿赖以生存的条件。两循环之间的交通通常为双向分流。

2.分类

（1）室间隔完整 TGA（TGA-IVS）：限制性的房水平分流量是影响动脉血氧饱和度的重要

因素。在伴有非限制性的 PDA 时,动脉血氧饱和度较高,但容易发生 cHF。在伴有 ASD 和 PDA 分流不能满足机体氧需要时,患儿表现为酸中毒和循环衰竭。

(2)室间隔缺损 TGA(TGA-VSD):房水平的混合是左心房到右心房;室水平的混合是从右心室到左心室,但也存在双向分流;易发生 CHF。一般 4～6 周肺血管阻力达到生后最低,故是有症状 CHF 期。伴有主动脉梗阻的易早期发生肺血管病变。

(3)室间隔缺损和解剖左心室流出道梗阻 TGA(TGA-VSD/LVOTO):伴有室间隔缺损,LVOTO 限制肺血流,并决定肺循环和体循环血流的平衡。梗阻导致肺血流减少,可发生发绀。

【麻醉处理要点】

1.ASO 手术

(1)多为新生儿和婴儿手术,注意保温,避免酸中毒。

(2)前列腺素 E1 使用到开始体外循环。

(3)避免使用对心脏功能抑制作用较强的药物。

(4)体外循环后避免高血压,收缩压维持在 50～75 mmHg。

(5)尽量低的左心房压(4～6 mmHg),来维持适当的心排血量。

(6)维持较快心率,避免心动过缓。

(7)体外循环后需要正性肌力药和血管活性药的支持。

2.REV、Nikaido h 和 Rastelli 手术

(1)一般为 TGA(VSD 和 LVOTO),患儿年龄相对较大,心脏功能较好。

(2)手术难度大,时间较长,创伤面大,术中止血较困难,需要输入血小板、凝血酶原复合物和血浆等。

(3)备洗血球机,鱼精蛋白中和后使用。

(4)需要血管活性药支持,如多巴胺和多巴酚丁胺等。

(5)较易发生肺动脉瓣反流,给予降低肺血管阻力处理。

3.肺动脉环缩术＋BT 分流术

(1)全麻下手术,备自体血回输装置。

(2)动脉压力监测在非锁骨下动脉分流侧(一般在左侧)或股动脉。

(3)环缩后,右室收缩压为主动脉收缩压的 60%～80%。

(4)需要正性肌力药支持。

(十七)左心发育不良综合征

(1)病理特征为左心室腔变小,主动脉瓣口和(或)二尖瓣口狭窄或闭锁,升主动脉发育不良,常伴有心内膜弹力纤维增生。新生儿期即发生心力衰竭,25% 在出生后第 1 周死亡,如果不治疗基本上在 6 周内死亡。

(2)在房水平(通常血液完全混合后)存在左向右的分流。体循环血流完全依赖于通过动脉导管的右向左分流。由于体循环灌注不足,导致代谢性酸中毒和器官功能紊乱。右室做功超负荷引起心力衰竭。

【麻醉处理要点】

（1）避免心肌抑制，麻醉以阿片类为优。

（2）维持 PVR 和 SVR 间平衡，保证足够氧合和体循环灌注是麻醉处理的关键。既要保证体循环灌注，又要不减少肺血流，维持 SaO_2 接近 80% 比较理想。

（3）需要正性肌力药物支持。

（4）调节 PVR 与 SVR 的平衡。术后早期维持适度过度通气，增加肺血流。但要限制吸入氧浓度，维持 SaO_2 在 80%～85%。通过采用大潮气量低频率机械通气方式，使 $PaCO_2$ 逐渐正常，预防肺血流过多。

（5）适度镇静，预防出现肺高压危象。

第五节　胸、腹主动脉瘤手术的麻醉

胸、腹主动脉瘤是指因胸、腹主动脉中层损伤，主动脉壁在管腔内高压血流冲击下形成局部或广泛性的永久扩张。病因为先天性主动脉发育异常（如 Marfan 综合征）、动脉粥样硬化、创伤和感染等。病理学分类包括夹层动脉瘤、真性动脉瘤和假性动脉瘤。麻醉处理要求充分了解病理生理、熟悉复杂的手术过程，掌握血流动力学剧烈变化的处理方法，同时要具有单肺通气、体外循环（深低温停循环）、重要脏器（脑、肾等）和血液保护等方面的临床经验。

一、动脉瘤的病理生理变化

取决于病变的部位、性质和程度以及涉及的重要脏器及其并发疾病。

（1）动脉瘤增大和破裂：动脉瘤逐渐增大，随时可因血压的突然升高而破裂，导致死亡。

（2）主动脉瓣关闭不全、左心功能不全：根部动脉瘤多伴有主动脉瓣关闭不全，可累及冠状动脉。

（3）周围脏器的局部压迫：压迫神经、支气管等。

（4）压迫近端血压增高：尤其是夹层动脉瘤，可以导致左、右或上、下肢体的血压差别很大。

（5）粘连、血栓形成和栓塞。

（6）重要脏器供血障碍：累及主动脉弓及其分支可引起大脑缺血，累及肾、肠系膜动脉可造成肾功能障碍和肠坏死等。

二、麻醉处理要点

1.常用技术

（1）常温阻断技术：用于非体外循环下全弓置换术，以及阻断部位在左锁骨下动脉开口以远且心功能良好的胸主动脉或腹主动脉手术。

（2）常规体外循环（股动脉-右房插管）：用于主动脉根部和升主动脉手术。

（3）部分体外循环（股-股转流）：用于弓降部以远的近端可阻断的胸、腹主动脉手术。

（4）深低温停循环（右腋动脉-右心房、股-股转流）：用于弓部手术和弓降部以远的近端不可阻断的胸、腹主动脉手术。

2.升主动脉瘤麻醉处理

（1）监测：病变和手术操作往往累及右锁骨下动脉，需行左侧桡动脉或股动脉部位监测血压。高龄或心功能不良、伴有严重系统性疾病者,可放置 Swan-Ganz 导管。在升主动脉瘤较大时放置 TEE 探头要格外慎重,以防瘤体不慎破裂。鼻咽温度探头要正确到位,以便对脑温有准确评估。

(2)降温与复温:升主动脉瘤手术多采用低温体外循环,如果累及主动脉弓则需要深低温停循环。如采用股动脉插管,降温与复温会较慢。

(3)涉及冠状动脉的手术要特别注意有无心肌缺血,尤其在脱离体外循环困难时,要严密观察心电图的变化。

3.主动脉弓部手术麻醉处理

(1)监测:如果无名动脉或左锁骨下动脉未被累及,可选择左、右桡动脉穿刺置管;如果均已累及,需同时行股动脉置管监测血压;如果对动脉压力有任何怀疑,检查主动脉根部压力作为对照。选择性采取必要的脑监测措施。

(2)多数病例需要采取深低温停循环和选择性局部脑灌注技术,需将鼻咽温度降至 15~22℃,取头低位和头部冰帽,使用必要的脑保护药物,避免使用含糖溶液等。

4.胸降主动脉瘤麻醉处理

(1)监测:阻断近端主动脉时可能累及左锁骨下动脉,用右桡动脉置管监测阻断处以上的血压,同时监测阻断部位以下的血压(股动脉或足背动脉置管)。对心功能欠佳者,可放置 Swan-Ganz 导管。注意尿量,尤其对涉及肾动脉手术者。

(2)单肺通气:为便于外科术野显露、肺保护、提高手术的安全性,通常采用双腔气管插管行单肺通气,宜使用右侧双腔管,因为瘤体常常压迫左主支气管。手术结束时在充分吸痰后可将双腔管换成单腔气管导管,以利于术后呼吸管理。

(3)主动脉阻断:主动脉阻断引起的病理生理改变与许多因素有关,包括阻断水平、心功能状态、阻断近端和远端的侧支循环、血容量、交感神经系统活性及麻醉药物和技术等。

1)阻断近端血压显著增高,远端明显低血压,阻断远端的平均动脉压仅为近端的 10%~20%。阻断的位置越高,血流动力学波动越大,对生理干扰也大。可导致急性左心衰竭、灾难性脑血管意外(脑动脉瘤破裂)、肾血流量和脊髓血流量下降及内脏器官缺血。

2)高位阻断时,由于动脉血管床的急剧减少,外周血管阻力急剧升高,同时肝、脾等内脏器官血供减少,体内儿茶酚胺升高,导致肝、脾等内脏储血池收缩,血容量重新分布,由阻断远端转移到阻断近端。

3)处理措施:由于胸主动脉阻断是对循环系统稳定的最大挑战,应减轻后负荷、维持正常的前负荷、保证冠状动脉血供。为保证阻断远端脏器的灌注,应维持阻断近端较高水平的平均动脉压。

(4)主动脉开放。

1)主动脉开放引起的血流动力学改变主要取决于阻断水平、阻断时间、血容量等。以低血压最常见,原因有阻断远端反应性充血、手术野血液的大量丢失导致相对或绝对低血容量、外周阻力的突然下降等,从缺血组织中冲洗出来的乳酸、氧自由基、前列腺素、中性粒细胞、激活的补体、细胞因子和心肌抑制因子的毒性等。

2)处理措施包括补足血容量、纠正酸中毒,暂时停止麻醉和停用扩血管药物,必要时给予缩血管药物,使血压回升至一定水平,缓慢开放主动脉。如果出现严重低血压,可用手指夹闭主动脉、重新阻断,再补充更多血容量。

(5)重要器官的保护措施。

1)脊髓保护措施:限制阻断时间;低温,保持远端灌注;脑脊液引流;药物,如巴比妥类药、糖皮质激素、钙通道阻断药、氧自由基清除剂和镁离子等;加强脊髓缺血的监护。

2)脑保护措施:低温,限制深低温停循环时间。在 $12\sim15℃$ 时,脑部停循环的安全时间仅 $30\sim45$ min;选择性脑逆行灌注;选择性脑正行灌注。通过右腋动脉或左颈总动脉插管,以 $10\sim15$ ml/(min·kg) 的流量向脑部供血,维持灌注压在 $40\sim60$ mmHg;药物,如硫喷妥钠、丙泊酚、糖皮质激素、钙通道阻断药、氧自由基清除剂、镁离子和利多卡因等。

3)肾脏保护措施:低温;选择性肾脏动脉灌注;药物,如甘露醇、袢利尿药、多巴胺 $3\sim5$ μg/(kg·min)等。

第六节　肺动脉内膜剥脱术的麻醉

慢性栓塞性肺动脉高压是由于肺动脉内反复栓塞和血栓形成而造成的肺动脉高压(平均肺动脉压高于 125 mmHg)。可由急性肺动脉栓塞演变而成,也可因下肢静脉血栓等反复栓塞肺动脉所致。肺动脉内膜剥脱术是最有效的治疗手段。

一、疾病和手术特点

(1)慢性肺栓塞导致右心室压力负荷增加,右心室显著扩张、肥厚,右心室收缩功能减低。

(2)右心室扩大造成三尖瓣瓣环扩大,三尖瓣反流,有效右心室排血量减少。

(3)扩张的右心室使室间隔左移,致使左心室舒张功能受损,左心排血量减低。

(4)肺动脉血栓内膜剥脱术在深低温间断停循环下进行。在血栓起始部位的肺动脉内膜和中层之间剥离到亚肺段水平。

(5)手术可引起再灌注肺损伤、神经系统并发症和反应性肺动脉高压。

二、麻醉处理要点

麻醉处理的基本原则是维护右心功能、改善肺的气体交换和氧合功能、降低肺动脉压力及肺血管阻力、避免增加肺动脉压及损害右心功能的因素。同时,注意脑及肺的保护。

(1)麻醉诱导及维持:以依托咪酯、咪达唑仑、芬太尼类药物复合诱导。

(2)监测:常规监测 ECC、桡动脉压及中心静脉压。大部分情况下需要放置 Swan-Ganz 导管,监测肺动脉压、连续心排血量(CCO)和混合静脉血氧饱和度(SvO_2)等,以便更全面地观察患者的血流动力学指标及氧供耗情况。TEE 在术中可用以评价右心功能。

(3)体外循环:预充以胶体液(血浆和血浆代用品)为主。手术需要在深低温停循环或深低温低流量下完成。

(4)由于患者术前就有右心功能不全,术中尤其是停体外循环后一般需使用正性肌力药。

(5)联合使用肺血管扩张药,降低肺动脉压,改善右心后负荷。

(6)积极纠正缺氧和酸中毒,术中适当过度通气,维持 $PaCO_2$ 低于 35 mmHg。

（7）脑保护：肺动脉栓塞范围广泛者，需要在深低温低流量或深低温停循环下施行手术，易导致脑损伤。尽量缩短停循环或低流量时间，停循环的时间不宜过长，以 20～25 min 为宜。恢复流量灌注期间使静脉血氧饱和度达 75％ 以上。

（8）肺保护措施。

1）限制液体入量，体外循环预充液中增加胶体含量，复温时超滤和利尿，停机后输入血浆或人清蛋白。

2）机械呼吸时用 PEEP。严重肺出血的患者，有时机械呼吸难以适应机体气体交换和氧合的需要，需改用手控通气。手控通气时采取大潮气量，高气道压（40～50 cmH$_2$O），在吸气末停顿，以增加吸气时间使气体较好地氧合和交换。术后机械呼吸应使 SaO$_2$ 高于 95％，PaCO$_2$ 低于 35 mmHg。早期需吸入高浓度氧（80％～100％），同时给予 PEEP 5～10 cmH$_2$O。

3）必要时纤维支气管镜吸引。

第七节　骨科手术的麻醉

骨科手术的部位主要包括脊柱、四肢骨骼和肌肉系统。因骨科手术具有病种复杂、术式多变、手术繁简不一等特点，对麻醉的要求也具有其特殊性。

一、骨科手带相关的特点

（一）止血带充气期间的反应

1.产生机制及临床表现

止血带充气期间局部组织缺氧，可产生细胞内酸中毒（pH 值低于 6.5）。缺氧和酸中毒导致肌红蛋白、细胞内酶和钾离子的释放。如果止血带应用时间超过 60 min，血管内皮完整性受到损害，会产生组织水肿，以致切口愈合困难。由于止血带下面的肌肉受压，可能延迟患者康复。与此同时，回心血量增多，外周血管阻力增加，临床上表现为中心静脉压或动脉压轻、中度增高。若双侧下肢止血带同时充气，可导致中心静脉压力明显增高。

2.预防及处理措施

（1）止血带充气时间及压力：止血带充气的压力因人而异，上肢一般要高于收缩压 30～50 mmHg，下肢须高 50～70 mmHg；一般上肢压力成人不超过 300 mmHg，小儿不超过 200 mmHg，下肢压力成人不超过 600 mmHg，小儿不超过 250 mmHg。阻断血流的时间以上肢 60 min、下肢 90 min 为限，两次间隔时间为 5 min 以上。

（2）若出现止血带反应，应及时放松止血带。

（二）松止血带后的反应

1.产生机制及临床表现

松止血带后缺血的肢体发生再灌注，可导致中心静脉压和动脉压降低，若血压下降明显可导致心脏骤停。发生原因包括外周血管阻力突然下降、急性失血以及代谢产物对循环的抑制。松止血带后，肢体得到灌注，代谢产物进入血循环。氧自由基进入循环系统可损害多器官。静脉血氧饱和度在 30～60 s 下降 200%,中心体温在 90 s 内降低 0.7℃,呼气末二氧化碳明显增高。临床表现为出汗、恶心、血压降低、周围血管阻力降低、血钾升高和代谢性酸中毒等,即"止血带休克"。

2.预防及处理措施

(1)松止血带前应及时补充血容量。

(2)松止血带的速度宜慢,一般应超过 1 min,并密切观察血压、心率、面色的变化。若两侧肢体同时手术,则不能同时放松两侧止血带,以防回心血量不足而引起血压剧烈下降。应先放一侧,间隔 3～5 min,再放另一侧。

(3)出现症状时,可给予快速输液、补充血容量、面罩给氧及用升压药等处理。

(三)止血带疼痛

1.产生机制及临床表现

若止血带充气压力过大,时间过久,尤其在麻醉作用不够完全时,极易出现止血带疼痛,系肢体缺血引起。多数患者难以忍受,烦躁不安,常难以控制。上肢或下肢麻醉后的患者,在止血带充气 30～60 min,66% 以上的患者出现止血带部位的疼痛。

2.预防及处理措施

(1)根据患者年龄、肢体周径、患者体质等因素选用合适的止血带。

(2)放置准确:下肢应放在大腿近腹股沟处,上肢应放在上臂中上 1/3 处。

(3)压力和时间正确。

(4)绑止血带时,止血带下要垫一个小单(布),并使接触皮肤面保持平整。止血带要绑的松紧适宜。

(5)对反应强烈的患者,应用镇静、止痛等药物,加深麻醉,可减轻患者的不适感。

(四)深静脉栓塞(DVT)

下肢深静脉栓塞是骨科患者围手术期的常见并发症,并易继发肺栓塞、下肢静脉功能不全等。

导致深静脉栓塞发生的内在机制主要有三方面:静脉血流瘀滞、静脉内膜损伤和血液高凝状态,其中以静脉血流瘀滞和静脉内膜损伤最为重要。下肢肿胀、疼痛和浅静脉曲张是下肢深静脉栓塞的三大症状,应及早加以预防。

(1)除了做好术前高危人群评估、术后物理促进静脉回流(如穿弹力袜、驱动装置)、早期积极活动、减少局部压迫等常规预防外,围手术期也可进行预防性应用低分子肝素,能够显著减少 DVT 发生,且无明显不良反应。

(2)缩短手术时间、术中增加下肢血供,减少静脉瘀滞及术中使用抗凝药。

(3)选用硬膜外麻醉应用硬膜外麻醉可以降低深静脉栓塞的发生率,可能是硬膜外麻醉不影响血小板功能、纤维蛋白溶解作用,而且在术中及术后增加了下肢血流,使静脉血流瘀滞减少而降低深静脉栓塞的发生率。硬膜外麻醉时辅以小量肾上腺素可以降低深静脉栓塞的发生率,肾上腺素用于硬膜外麻醉可以增加下肢血流。

(五)脂肪栓塞

脂肪栓塞是骨折(特别是长管骨骨折)引起的严重并发症。由于在骨折死亡病理检查中高达 90%～100%而引起重视,目前在各类骨折中,平均发生率为 7%左右,病死率为 8%。如与创伤性休克、感染等并发,病死率则高达 50%～62%。

1.产生机制及临床表现

创伤骨折后,骨髓内脂肪微粒进入血液,或在髋和膝的人工关节置换术中,由于髓内压骤升,可导致脂肪微粒进入静脉,发生脂肪栓塞。表现为缺氧、心动过速、精神状态改变。

2.预防措施

早期手术处理骨折、减少髓腔损伤,可以减少脂肪栓塞的发生。

3.处理

早期发现,予以氧疗和液体管理。

(六)骨水泥置入反应

骨水泥是由甲基丙烯酸酯与苯乙烯共聚粉及甲基丙烯酸甲酯单体组成的室温自凝黏固剂,已成为全髋置换、人工股骨头置换或其他关节置换术中不可缺少的重要材料。骨水泥对心血管系统有一定影响。

1.产生机制

(1)组胺释放引起外周血管广泛扩张。

(2)对心肌的毒性作用、直接抑制心肌。

(3)促进血小板聚集。

(4)骨髓腔内操作时,骨水泥、脂肪微粒以及碎骨屑等进入血液循环形成微栓或因产热使气体膨胀进入血液循环形成气栓。

主要表现为低血压、心律失常、弥漫性肺微血管栓塞、休克,甚至心搏骤停、死亡,此即骨水泥置入综合征。

2.预防措施

在置入骨水泥前要补足血容量。填入骨水泥前吸入高浓度氧,以提高组织氧储备。

3.处理

应用骨水泥时,一般血压变化幅度为 10～30 mmHg,持续 1～20 min,一般 5 min 内恢复正常。如患者血压下降超过 30 mmHg 或持续下降,应及时处理,可给予麻黄碱 10～15 mg 单次静脉注射或去甲肾上腺素静脉输注。同时给予高浓度吸氧,加快输血、输液速度,必要时建立两条静脉通路。

二、常见骨折手术的麻醉特点

(一)股骨颈骨折内固定术的麻醉

1.特点

(1)多发生于老年人,60 岁以上者约占 80%。老年患者大多数合并其他疾病,如糖尿病、高血压、冠心病及肺部疾病,麻醉风险较高。

(2)因创伤引起的血肿、局部水肿及入量不足,存在术前低血容量。

(3)对创伤的应激反应可引起血液流变学的改变,血液多呈高凝状态。

2.注意事项

(1)多主张在连续硬膜外阻滞下手术,镇痛好,失血量少,并减少术后深静脉血栓的发生率。麻醉时摆放体位动作要轻柔,侧卧位时患肢下垫软垫,防止患肢受压引起疼痛不适、血压上升等。麻醉应严格无菌操作,正确确定穿刺部位,麻醉剂量要适当,防止过量、麻醉平面过宽。全麻术后发生低氧血症及肺部并发症者较多。

(2)对于术前合并冠心病患者,入院后给予扩冠、营养心肌治疗,合理降压;对于合并慢性支气管炎等肺部疾患者,应积极控制肺部感染,提高手术麻醉耐受力。

(3)老年人心肺功能较差,应予以常规面罩给氧,避免低氧血症,辅助用药要对呼吸、循环影响轻微并且少量缓慢推注。

(4)对术前的体液不足及术中失血量的估计较困难,麻醉期间易发生低血压,应及时补充血容量。必要时监测 CVP、HCT 及尿量。

(5)术前血液高凝状态是血栓形成和肺栓塞发生的重要原因,术中应行适当的血液稀释,避免过多异体输血。

(二)全髋关节置换术的麻醉

1.特点

(1)手术创伤大,失血量多,止血困难。

(2)多为老年人,且常合并全身疾病。

(3)合并类风湿关节炎或强直性脊柱炎者,可增加麻醉穿刺或气管内插管的困难。

(4)术中骨黏合剂的应用可能引起低血压,一般在骨黏合剂充填后 30～60 s 或假体置入后 10 min 内易发生低血压,应引起注意。

2.注意事项

(1)多主张在椎管内麻醉下手术,可减少术中失血量、术后深静脉血栓及低氧血症的发生率。

(2)对失血和麻醉的耐受性差,容易发生低血压,因此应注意补充血容量。

(3)对椎管内麻醉禁忌者,应选用全麻。全麻有利于呼吸功能的维持。

(4)加强循环功能监测,应常规监测 ECG、SpO_2、血压和尿量;必要时应监测直接动脉压、CVP 和动脉血气分析。全髋关节置换期间心血管不稳定,在截除股骨头颈部、扩大股骨腔和修整髋臼时常应密切观察。

(三)脊柱侧凸畸形矫正术的麻醉

1.特点

(1)脊柱侧凸畸形多是青春期前或骨骼成熟前发生的脊柱侧凸,是小儿骨骼肌肉系统中最常见的畸形之一。

(2)引起胸廓变形,可损害心、肺功能。

(3)可能合并有其他先天性疾患。

(4)手术切口长,暴露范围广,出血较多。

(5)手术矫形过程可能会引起脊髓损伤,术中要求监测脊髓功能。

2.注意事项

(1)术前对患者进行全面体检,正确评价心、肺功能,应拍摄胸部 X 线片、肺功能及动脉血气分析。病程长、有慢性缺氧者,可继发肺源性心脏病和肺动脉高压症。

(2)术前有呼吸道炎症者应积极治疗,并加强呼吸功能训练。

（3）术前开放静脉应尽量选粗的静脉，充分备血，维持一定的液体负荷。为减少出血，患者体位一定要安置好，腹部不能受压。如果腹部受压、腹压增高、下腔静脉回流障碍，可导致椎旁静脉丛扩张，出血量增大。

（4）恰当的控制性降压和成功的唤醒试验是脊柱侧凸畸形矫正术麻醉处理的关键。术中进行唤醒试验者，麻醉不宜太深。

（5）术后疼痛剧烈，常规进行镇痛。

（四）椎管狭窄椎板切除减压术的麻醉

1.特点

（1）手术时常取俯卧位，而手术部位高于其他部位，因而对呼吸和循环的影响较大，且有发生空气栓塞的危险。

（2）颈椎病变使头部活动受限，气管内插管较困难；腰椎病变也可能给椎管内麻醉的穿刺带来困难。

（3）手术创伤大，失血较多。

（4）合并不同程度截瘫者，有长期卧床史，可影响心、肺功能。

2.注意事项

（1）腰椎管狭窄手术一般时间较长，连续硬膜外阻滞是脊柱外科常用的麻醉方法。既能连续有效止痛，又能保持患者清醒，有助于判断是否损伤脊神经；还可以降低中心静脉压，使血压轻度降低及术野渗血减少，有利于手术操作。但对于年老体弱或体胖者，难以耐受俯卧位对生理的影响，宜选用全麻。

（2）颈椎手术一般在全麻下施行。头部活动受限者可行清醒插管，以免加重脊髓或脊神经的损伤。术中要求麻醉平稳，维持头部稳定，避免患者移动。截瘫严重者，全麻诱导禁用琥珀胆碱，避免因血钾突然升高而发生心律失常、心搏骤停等。

（3）麻醉中，监测尤为重要，即使局麻下颈椎管狭窄减压术亦应做好麻醉监测。

（4）俯卧位时应确保呼吸道通畅，防止导管扭折、脱出或滑入。在体位变更前后均应检查导管位置。

（5）在头高位时，血压不宜维持过低，以免发生脑供血不足。

（五）骨科显微外科手术的麻醉

1.特点

（1）手术时间长，操作精细，要求麻醉平稳、镇痛完善。

（2）断肢再植者多为创伤患者，有的合并多处创伤，因而应注意对全身的检查和处理。

（3）术中常用抗凝药。

2.注意事项

（1）大多数可在阻滞麻醉下手术，尤其是连续硬膜外阻滞，还可用于术后镇痛和防止吻合血管痉挛。对于手术范围广泛、复合伤及不能合作者，宜选用全麻。

（2）避免发生低血压，可行适当血液稀释以降低血液黏稠度，有利于恢复组织的血运。

（3）为防止移植血管痉挛，尽量避免使用血管收缩药和防止发生低体温。

（4）注意创伤患者的监测和处理。

（六）强直性脊柱炎患者的麻醉

（1）对该类患者做好术前检查、评估。严重强直性脊柱炎患者病程迁延较长,除患有关节疾病外,还常合并有心脏、血管疾病,部分患者可伴有限制性通气困难、营养不良等。需根据患者的具体情况最终确定麻醉方案。

（2）对于颈部活动度尚可的患者,椎骨的融合可能是不完全的,可成功地实施椎管内麻醉。穿刺操作时,尤其是在置入硬膜外导管时动作要轻柔,以免损伤血管与神经。

（3）对脊柱骨折和颈椎不稳定的患者应选择合适的体位。

（4）准备纤维支气管镜及经口、经鼻插管和气管切开的物品,常需采用纤维支气管镜引导下气管插管。

（5）由于长期患病、年老、体弱、贫血的患者,对麻醉手术耐受性相对较差,而手术创伤大、时间长或出血多,会影响到患者围手术期的安全。因此,术中应加强监测,注意维护呼吸、循环稳定,防止术中患者通气不足引起缺氧等一系列改变。

（6）对插管困难的患者,术毕气管内导管拔管,必须十分慎重。因拔管后有可能出现呼吸困难,有可能需要再次插管,这时将会遇到极度困难,甚至导致生命危险。拔管的原则是自主呼吸完全恢复,神志清醒。

第八节　老年人手术的麻醉

老年人机体细胞逐渐退化,各器官功能储备能力明显减低,40 岁以后机体主要脏器功能每年约减低 1%,应激能力和免疫、防御功能下降,导致老年人对手术和麻醉的耐受性差。而且老年人常并存心、肺、脑、肾等多种重要器官疾病,手术和麻醉的并发症及死亡率明显高于青壮年。老年人手术的麻醉前处理、麻醉中监测与治疗、麻醉后观察要更加细致和及时。

一、麻醉前准备

（1）询问病史,完善各项检查。

（2）对下列异常者,应给予足够的重视及正确处理。

1）ECG 表现为心肌缺血、梗死、房颤或房扑、左束支传导阻滞、Q-T 间期延长、频发室性早搏、二度或三度房室传导阻滞、肺性 P 波。

2）血压 160/100 mmHg 以上。

3）心胸比值高于 0.5 或超声心动图显示有瓣膜功能障碍或心腔及室间隔大小异常。

4）眼底动脉硬化Ⅲ度以上。

5）血浆胆固醇 270 mg/dl 以上。

6）呼吸功能异常长期哮喘史,吸气性屏气试验值在 30 s 以内,肺活量 1 秒率低于 0.60,实测肺活量/预测肺活量低于 0.85。

7）肾功能不全:尿素氮(BuUN)高于 230 mg/L 以上,肾血浆流量(RPF)低于 225 ml/min,肾小球滤过率(GFR)低于 40 ml/min。由于老年人肌肉萎缩,血肌酐不能作为肾功能异常的标志,应测定肌酐清除率。

8)肝功能不全:清蛋白低于 30 g/L。

9)其他:血红蛋白低于 90 g/L,血清蛋白总量低于 50 g/L。有脑血管意外、糖尿病、心肌梗死及肝、肾功能衰竭史。老年患者术前如存在营养不良、水和电解质紊乱、血容量不足等情况,麻醉前应尽可能给予纠正。

(3)麻醉危险因素评估:主要与原发病的轻重、并存疾病的多少及其严重程度密切相关。

1)术前的病情和体格状态:发病率和病死率 ASA 5 级>ASA 4 级>ASA 3 级>ASA 2 级和 1 级。

2)并发症的多少和严重程度:老年人有四种以上疾病者约占 78%,有六种以上疾病者约占 38%,有八种以上疾病占 3%。并发症越多,病情越严重,手术和麻醉的风险就越大。

3)急诊手术:急诊手术的危险比择期手术增加 3~10 倍。

4)手术部位和手术创伤大小:体表和创伤小的手术与体腔、颅内大手术相比,危险性相差 10~20 倍。

5)年龄:年龄越高,全身性生理功能减低越明显,对手术和麻醉的耐受力越差。

(4)麻醉前用药。

1)老年人对药物的反应性增高,麻醉前用药剂量应比年轻人减少 1/3~1/2。

2)麻醉性镇痛药容易产生呼吸、循环抑制,除非麻醉前患者存在剧烈疼痛,一般情况下应尽量避免使用。

3)镇静、催眠药易致意识丧失出现呼吸抑制,应减量慎用。

4)老年人迷走神经张力明显增强,麻醉前应给予阿托品。若患者心率快、有明显心肌缺血时应避免使用。长托宁有中枢抗胆碱作用,可能与术后认知功能障碍相关,慎用于老年人。

二、麻醉方法的选择

麻醉方法选择原则为在满足手术要求的前提下,选择相对简单的麻醉方式,最大限度地减少对机体的干扰。

1.局部麻醉

简便易行,能保持意识清醒,对全身生理功能尤其是呼吸功能干扰极小,麻醉后机体功能恢复迅速。适用于体表短小手术和门诊小手术。老年人对局麻药的耐量降低,应减少剂量,避免局麻药中毒。

2.神经(丛、干)阻滞

适用于颈部和上、下肢手术。

3.椎管内麻醉

(1)硬膜外阻滞:适用于身体状况及心、肺功能较好的老年患者的腹部及下肢手术。

老年人脊椎韧带钙化、纤维性退变和骨质增生,常使硬膜外穿刺、置管操作困难,侧入法和旁正中法成功概率更高。避免大剂量用药,老年人硬膜外间隙变窄、椎间孔闭合,对局麻药的需要量普遍减小,为青壮年的 1/2~2/3,以防止麻醉平面过宽、过广。局麻药中避免加入过量肾上腺素,防止脊髓缺血损伤。老年人硬膜外隙静脉丛充血,穿刺和置管易致损伤出血,加之老年人椎间孔闭合,硬膜外出血更易导致局部血肿形成并压迫脊髓。常规术中吸氧,防止缺氧的发生。

(2)蛛网膜下隙阻滞:适用于下肢、肛门、会阴部手术。老年人对蛛网膜下隙阻滞敏感性增高,麻醉作用起效快、阻滞平面广、持续时间长,因此用药量应酌减,避免阻滞平面过高。

(3)蛛网膜下隙-硬膜外隙联合阻滞适用于腹-会阴联合手术、髋关节及下肢手术。

4.全身麻醉

(1)适应证:老年患者全身情况较差,心、肺功能严重受损以及并存症复杂者;上腹部手术、开胸、颅脑等复杂、创伤大的手术。

(2)注意事项。

1)麻醉诱导:全麻诱导药的用药量酌减,分次缓慢给予。预防气管插管心血管应激反应。警惕体位改变引起循环波动。老年人多存在血容量不足、自主神经调控能力降低,全麻后体位的改变容易引起剧烈的血压波动。老年人容易出现气管插管困难的原因有肥胖、颈短、无牙;颈椎活动受限、头不易后仰,舌根组织弹性差,声门暴露困难;门齿脱落或活动,使喉镜操作困难。

2)麻醉维持。①防止麻醉过深:因老年人药物分布容积减少、清除率减低以及脏器功能减退,在同样剂量下容易发生循环和呼吸抑制,故全麻维持用药须减少;老年患者麻醉维持不宜太深,但也要避免过浅麻醉出现镇痛不全和术中知晓;②避免二氧化碳蓄积和过度通气:老年人对缺氧耐受力差,保证足够的通气和氧供极其关键,但过度通气也会引起冠状动脉和脑动脉痉挛,易促发心肌缺血和脑缺血;③维持体液平衡:老年人对失血的耐受力差,多存在血容量不足,术中应注意及时输血和补液;由于老年人造血功能减退,术中和术后即使出血量不大,也易形成术后贫血。

三、常规监测

应全面而详尽地监测各项生理功能,常规监测无创血压、ECG、脉率、SpO_2、$PETCO_2$、尿量,用神经刺激仪监测肌松。其中心电图电极的安放应能适时显示 ST 段的变化,以便及早发现心肌缺血;呼气末二氧化碳分压能及时发现和避免低二氧化碳血症,以防冠状动脉的收缩和痉挛;肌松监测对于老年人全麻时肌松的恢复判断很重要。必要时需要监测直接动脉压、中心静脉压、动脉血气、血糖和体温等。

四、麻醉后管理

(1)力求术后苏醒完全:老年人对麻醉药的敏感性增高,代谢降低,容易出现术后苏醒延迟或呼吸恢复不满意,最好在苏醒室或 ICU 继续观察待其完全苏醒。

(2)严格掌握拔管指征:在患者肌力充分恢复、咳嗽反射正常、自主呼吸规则有效、意识完全清醒、血流动力学平稳后方可拔管。必要时要监测肌松程度,待肌力恢复 90% 以上方可拔管。

(3)维持生命体征平稳:术后必须持续监测循环及呼吸功能,保证呼吸道通畅,必要时给予氧疗。

(4)慎用肌松药和麻醉性镇痛药的拮抗药。老年人应用拮抗药容易出现心血管系统的不良反应。

(5)及时发现和正确处理术后麻醉并发症。

(6)老年人对麻醉药的需求量下降,肝、肾功能减退,容易出现术后苏醒延迟。

（7）老年人术后出现长期认知功能障碍与麻醉药物及低氧血症有关，应慎用安定类、东莨菪碱、异氟烷、异丙酚等影响老年人精神运动功能的药物。

第九节　小儿手术的麻醉

年龄在 1 个月以内称新生儿，1 岁以内称婴儿，1～3 岁称幼儿，3～12 岁为儿童。婴幼儿的解剖、生理和生化特点与成人有差异，新生儿又多因先天畸形而需手术麻醉。

一、与麻醉有关的小儿解剖生理特点

1.呼吸系统

婴幼儿头大、颈短，新生儿声门位置高，会厌长，呈"V"形，与声门呈 45°，气管细小，声门最窄处位于声带下，声门至隆突仅 4 cm，左、右支气管分支角度基本相同。如气管插管过深，进入左、右支气管的可能性相等。婴儿每千克体重有效肺泡面积是成人 1/2，每千克体重耗氧量是成人 2 倍。说明其换气效率低，需氧量大，易缺氧。

2.循环系统

新生儿心脏每搏量为 4～5 ml，心率为 120～160 次/分，1 岁以内为 110～130 次/分，6 岁以上与成人相似。小儿心排血量靠心率增加调节，若心率超出生理范围，会使心排血量下降。

3.中枢神经系统与体温调节

新生儿及婴幼儿中枢神经系统发育不完善，神经髓鞘发育未成熟，自主神经系统占优势，迷走神经张力较高，麻醉中易发生心率变化，对呼吸抑制药耐受性差。新生儿体温调节功能差，常随环境温度变化，加之新生儿及婴幼儿缺乏皮下脂肪，体表面积相对较大，易引起体温上升或下降，使麻醉后清醒延迟，故应加强体温监测。

4.体液平衡及代谢

年龄愈小体液占体重比例愈大。1 个月的新生儿体内水分占体重 74%，3 岁时占 63%，成人占 55%～60%。婴儿水转换率为 100 ml/(kg·d)，成人为 35 ml/(kg·d)，故婴儿易脱水。

刚出生的新生儿，在 1 h 内有轻度酸中毒（pH 值为 7.3，PaO_2 为 67.5 mmHg，$PaCO_2$ 为 33.75 mmHg）。如新生儿 Apgar 评分在 6 分以下，存在低氧血症，其代谢性酸中毒更为明显。术前禁食时间过长可引起代谢性酸中毒，故小儿手术时应适量静脉输注 5% 葡萄糖液。婴儿期血浆 HCO_3^- 浓度为 21～23 mmol/L，成人为 25～27 mmol/L。

二、麻醉前准备及用药

1.麻醉前准备

（1）详阅病历：注意体重与营养状态是否相符，为用药及输液量提供参考。小儿体重计算法：出生体重 3 kg 左右；1～6 个月体重为月龄×0.6＋3；7～12 个月体重为月龄×0.5＋3；1～12 岁体重为年龄×2＋8。注意实称体重和标准的差异。

（2）追问病史：追问与疾病相关的家族史、既往麻醉手术史。了解患儿有无先天畸形、抽搐、癫痫、先天性心脏病（简称"先心病"）、哮喘、发热、肾病、脊柱畸形、过敏性疾病、出血性疾病等。注意有无恶性高热家族史。

（3）体检：全面检查各系统，重点突出与麻醉有关的脏器和部位。

（4）术前病情评估：综合评估麻醉手术耐受性及可能发生的并发症。

2.麻醉前用药

（1）麻醉前 30 min～1 h 皮下或肌内注射术前用药。

（2）急诊手术可采用静脉滴注给药。

（3）危重衰竭、颅脑外伤或有呼吸功能代偿不全及呼吸困难患儿禁用阿片类药。

（4）高热、心动过速患儿不用阿托品，以东莨菪碱或长托宁替代。

3.胃肠道准备

由于小儿食管短、食管下段括约肌发育不全、胃内压力高、胃液酸度大等特点，故手术无论大小，为预防误吸，术前应禁食。2 岁以上患儿，择期手术禁食、禁饮 8 h；1～2 岁禁食、禁饮 6 h；6 个月左右的婴儿，禁食、禁饮 4 h。婴幼儿因体液交换率高，如长时间限制液体摄入，会导致脱水及低血糖，故可在术前 2 h 喂少量葡萄糖水或果汁一次，或由静脉补充一定量的 5% 葡萄糖液。

三、麻醉方法及装置

1.基础麻醉

使患儿处于浅睡眠状态。主要用于不合作小儿或为全身麻醉、局部麻醉、神经阻滞建立良好基础。常用药有氯胺酮、咪达唑仑、硫喷妥钠、γ-羟丁酸钠、丙泊酚等。术前有呼吸道梗阻或抑制、饱胃、肠梗阻者慎用基础麻醉。

2.静脉全麻

适用于非俯卧位的短小手术、诊断性检查，不行气管插管。常用药物如下。

（1）氯胺酮 2 mg/kg 静脉滴注，维持 10～15 min，可配制 0.1% 溶液静脉滴注维持。辅以小剂量地西泮或咪达唑仑，可减少氯胺酮用量，并预防氯胺酮的副作用。

（2）γ-羟丁酸钠复合氯胺酮静脉麻醉：γ-羟丁酸钠 50～80 mg/kg，复合氯胺酮 1 mg/kg，可重复间断静脉滴注。注意呼吸管理，常规给氧。

（3）丙泊酚复合氯胺酮麻醉：静脉持续泵入。

（4）实施静脉麻醉期间，应常规给氧，监测生命体征。必备麻醉机、气管插管、吸引器等抢救设备。

3.气管插管全身麻醉

（1）静脉麻醉药：硫喷妥钠 3～5 mg/kg；氯胺酮 2 mg/kg；依托咪酯 0.3～0.4 mg/kg；丙泊酚 2～2.5 mg/kg；γ-羟丁酸钠 50～80 mg/kg。

（2）吸入麻醉药。

1）氟烷：麻醉效能较强，MAC 为 0.9%，小儿麻醉较成人应用多，对过敏体质或哮喘患者为首选。

2）恩氟烷：较氟烷效能低，比七氟烷强，MAC 为 1.7%，对肝脏损害较氟烷轻。

3）异氟烷：较氟烷效能弱，血/气分配系数较氟烷低，诱导更快。对呼吸道有刺激性，呼吸抑制较氟烷重，故不适用于开放诱导。异氟烷对肝、肾影响不大，MAC 为 1.2%，适用于新生儿麻醉维持。

4)七氟烷:麻醉效能较异氟烷弱,血/气分配系数低,对气道无刺激性,无异味,诱导和清醒快,MAC为1.71%,适用于小儿麻醉诱导与维持。缺点是遇钠石灰不稳定,慎用紧闭式麻醉。

5)氧化亚氮:麻醉效能极弱,MAC为105%,不足以单纯诱导和维持麻醉,但与其他麻醉药复合可降低吸入麻醉药浓度,减少其用量。通常与等量氧混合作为全麻辅助用药。氧化亚氮弥散性能大于氮,故可使体内含气腔隙增大,气胸、肠梗阻、气脑造影、腹腔镜检查术应为禁忌。

(3)气管插管的选择:最适合的导管口径是以能通过声门下的最适宜的导管为准,加压呼吸时导管周围有轻度漏气。不同月、年龄与体重选择导管规格与插管深度参考表6-1。

除查表外,尚有以下公式可粗略计算(用于大于2岁的小儿):①导管内径(ID)(mm)=4+年龄(岁)/4;②导管外径(F)=18+年龄(岁)。

通常以查表或公式计算导管为基本管,再选相邻较大和较小的两根导管备用。经鼻插入深度比经口长2 cm。

表 6-1　不同月、年龄与体重选择导管尺寸及深度

年龄(月、岁)	体重(kg)	导管内径(mm)	Ch号	导管深度(cm)*	
				经口	经鼻
早产儿	<3.5	2.5	12	9.5	11
新生儿	2.5~5	3.0	14	10.5	12
6个月	5~8	3.5	16	11.5	13
1岁	8~10	4.0	18	12	14
2~3岁	10~15	4.5	20	12.5	14.5
4~5岁	15~20	5.0	22	15.5	17.5
6~7岁	20~22	5.5	24	16.5	18.5
8~9岁	24~30	6.0	26	17.5	19.5
10~11岁	28~30	6.5	28	19.5	21
12~13岁		7.0	30	20	22
14岁以上		7.5	32	22	23

*导管深度是指从门齿龈至气管中段的距离。

4.小儿麻醉器械与装置

小儿麻醉所需器械也较特殊,如大小不同的面罩和口咽通气道、小呼吸囊、小儿呼吸回路及小儿麻醉机等。一般有以下几种呼吸回路。

(1)半开放式回路(又称CO_2冲洗回路):常用的有Maleleson A回路、Bain回路等,均属于改良式的T形装置,气流量大于每分钟通气量的2.5~3倍才能排除CO_2,防止呼吸气体重复吸入所致的高二氧化碳血症。

(2)改良亚利装置:T形管内径为1 mm,供气口-端接-呼吸囊,优点为无效腔小,呼吸阻力低,气流量是患儿每分钟通气量的2倍,避免重吸入。适用于体重小的小儿。

(3)紧闭循环装置:用于体重大于20 kg的儿童,气流量0.5 L/min,潮气量8~10 ml/kg,

呼吸频率、呼吸比可调,带有 PEEP 功能、呼气末 CO_2、浓度监测等。

5.小儿椎管内阻滞

包括连续硬膜外阻滞、蛛网膜下隙阻滞、骶管阻滞。适用于腹部以下手术的麻醉,但均需在基础麻醉后进行。小儿椎管内阻滞的特点如下。

(1)小儿硬膜外阻滞:局麻药浓度与剂量依年龄不同而有差异。①利多卡因浓度:新生儿为 0.5%;1～3 岁为 1%;3～7 岁为 1.2%;8 岁以上为 1.5%;剂量为 8～10 ml/kg;②丁卡因浓度为 0.1～0.25%,剂量为 1～1.3 mg/kg;③利多卡因与丁卡因(1∶1)合剂所用剂量以利多卡因计算为准。

(2)小儿腰麻:普鲁卡因浓度为 3%,剂量为 2 mg/kg;丁卡因浓度为 0.5%,剂量为 0.2 mg/kg;穿刺部位在腰 3～4 以下。禁用于 5 岁以下小儿。

(3)骶管阻滞:在新生儿及婴幼儿可满足腹部以下手术,用药浓度同硬膜外阻滞,剂量以阻滞平面要求不同,可按 0.5～1 ml/kg 用药。

四、小儿围手术期输液治疗方案及输血

小儿术中输液应包括以下几方面:①既往丢失量(包括病因丢失;禁食丢失);②生理需要量;③术中体液丢失与转移量;④术中血液丢失量。

(一)术中输液

1.需要量的确定

(1)维持生理需要量:体重小于 10 kg 者,输液量为 4 ml/kg;体重大于 10 kg 者,输液量则递减至 3 ml/kg。

(2)术前因禁食、水的所需量:正常生理维持量×体重(kg)×禁食小时数。

(3)手术创伤引起的转移及丢失量:浅表手术 1 ml/kg;中手术 2～5 ml/kg;大手术5～10 ml/kg。

2.液体种类的选择

电解质的补充,维持量应补等渗电解质溶液。创伤引起的丢失应补平衡液。术前已存在电解质、酸碱平衡紊乱应依电解质、血气分析结果确定。由于婴儿代谢、耗氧约为成人的 2 倍,糖需要量每日约为 5 g/kg,故在维持量中应含有 5% 葡萄糖液,以防低血糖和代谢的需要,促进糖原合成,减少蛋白消耗。一般给予 0.3 g/(kg·h),即用 2.5%～5% 的葡萄糖平衡液。由于小儿输液安全范围小,尤以婴幼儿为明显,最好多用输液泵调节流量。休克、水及电解质平衡紊乱患儿,其液体需要量与质可根据血压、尿量、CVP、电解质、血气分析等生理监测参数决定。

(二)输血

术前血容量估计:早产儿为 90～100 ml/kg;足月新生儿为 80～90 ml/kg;婴幼儿为 70～80 ml/kg;儿童为 70 ml/kg。可结合血细胞比容(Hct)、血红蛋白(Hb)大体推测小儿允许血液丢失量(MABL)。当失血量在 MABL 以内,可用胶体加平衡液补充。

MABL＝估计血容量(EBV)×(患儿 Hct-25)/患儿 Hct

五、小儿围术期监测特点

(一)呼吸监测

(1)放置胸前固定听诊器,以监听呼吸音变化。

(2)注意口唇、甲床、手术视野出血颜色。

(3)SpO_2 正常值为 96%～100%。选用特殊探头。

(4)$PETCO_2$ 正常值为 37.5 mmHg 左右。

(5)动脉血气分析:新生儿或小婴儿可取手指、耳垂或足趾毛细血管化血,儿童取动脉血。

(二)体温监测

小儿体表面积相对较大,对低温和高温耐受差,故小儿体温监测应为常规监测。麻醉中维持体温的方法很多,最重要的是室温。婴幼儿在 26℃室温才能维持正常体温;恒温毯、加热输血及呼吸回路安湿化器均有助于减少热量散失。

第十节 休克患者手术的麻醉

一、麻醉前估计

(一)临床常见休克的类型

(1)失血性休克,如肝、脾破裂,宫外孕。

(2)感染中毒性休克,如化脓性胆管炎、肠梗阻。

(3)创伤性休克,如颅脑外伤,胸、腹外伤。

(二)临床表现

(1)休克初期患者可表现为烦躁、焦虑或激动。休克加重时,患者由兴奋转为抑制,表现为表情淡漠或意识模糊,甚至昏迷。

(2)患者有口渴感提示血容量不足或脱水。

(3)皮肤颜色、温度、湿度和弹性:大多数患者表现为皮肤苍白、发绀、湿凉。但"高排低阻"型休克表现为皮肤干燥、温暖,故应结合临床其他表现进行综合分析。

(4)甲皱微循环障碍。

(5)外周静脉充盈度差,可观察颈静脉、肢体远端静脉。

(6)休克患者常有呼吸困难和发绀。

(7)尿量减少。

(三)血流动力学检查

(1)血压和脉压:收缩压低于 80 mmHg 或较平时低 30 mmHg,脉压小于 20 mmHg。

(2)脉搏早期即可表现为细速,严重时将不能触及。

(3)中心静脉压:休克时低于 6 cmH_2O。

(4)心排血量及肺毛细血管楔压异常。

（四）实验室检查

（1）全血细胞计数、Hb 及 Hct。

（2）动脉血气分析和电解质测定。

（3）弥散性血管内凝血实验室检查：常用指标有血小板计数、出凝血时间、凝血酶原时间、凝血酶时间、部分凝血活酶时间、优球蛋白溶解试验，3P 试验及其他凝血因子测定。

（4）尿检查：尿量、尿比重、尿素氮、肌酐等。

必须强调的是，多数休克患者病情危重，部分患者必须经过外科手术方能纠正产生休克的病因，因此各种检查要根据实际情况选择。

二、休克的治疗

休克治疗贯穿于术前、术中和术后的全过程。术前抗休克治疗有助于增加麻醉和手术的安全性，对于失血性休克的患者，紧急手术方能纠正产生休克的病因，因此不能片面强调术前抗休克治疗。即使对于感染中毒性休克和低血容量性休克，在适当的抗休克处理后，应尽早手术。

1.血容量的补充和血液稀释

除心源性休克外的其他休克都存在有效循环血容量绝对或相对不足，补充血容量并使血液稀释是改进循环、增进组织血液灌流量的根本措施。平衡盐液常被用来作为补充血容量和血液稀释治疗的首选溶液。但在血液稀释的同时，应注意维持血浆胶体渗透压，一般晶胶比为（2～3）：1。

2.血管活性药物的应用

（1）血管收缩药：当外周血管功能衰竭时可用，常用药物有间羟胺（阿拉明）、去氧肾上腺素和去甲肾上腺素等。

（2）血管扩张药：根据具体情况可选用硝酸甘油、酚妥拉明及硝普钠等。应用血管扩张药的指征：①心源性休克前负荷增加而血压仍不理想；②用血管收缩药虽能维持血压，但末梢循环未见改善；③氧分压正常而 SpO_2 较低；④急性肺水肿。

3.改善心肌收缩功能

任何休克都可使心肌受抑制，因而要用正性肌力药，可选用多巴胺或多巴酚丁胺。

4.纠正酸中毒，改善微循环

严重酸中毒时，可用 5％碳酸氢钠静脉滴注。

5.并发症的防治

快速补液时，应注意肺水肿的发生；晚期应防治弥散性血管内凝血和急性肾衰竭。

6.改善呼吸功能

保持呼吸道通畅，必要时气管内插管以充分供氧，并行呼吸机治疗。

7.其他

如抗感染治疗等。

三、麻醉处理

（一）麻醉准备

（1）麻醉前采取妥善措施，对危及生命的病变或创伤应急救处理。

（2）必要时气管内插管或气管切开。

（3）血容量不足时快速补液，如外周静脉不易穿刺则行深静脉置管，导管的内径要足够粗。

（4）测定中心静脉压、留置导尿管并准备其他急救药品和用具。

（二）麻醉选择

1.局部麻醉

范围小的手术，局部浸润、局部神经阻滞麻醉能完成的手术。

2.椎管内麻醉

休克纠正前禁用椎管内麻醉。术前治疗已使低血容量性休克得到纠正的患者，低、中平面的椎管内麻醉可选用，但应在严密监护下实施，严格控制麻醉阻滞平面。

3.全身麻醉

休克患者原则上应选用全麻，尤其遇到以下情况时必须选用全身麻醉。

（1）高热，意识模糊，合作欠佳。

（2）低血压休克患者，扩容治疗和正性肌力药效果不良。

（3）饱胃患者。

4.麻醉诱导

可采用芬太尼联合地西泮、咪达唑仑、依托咪酯或氯胺酮，亦可加用吸入麻醉和肌松药诱导。

5.麻醉维持

以阿片类和苯二氮类药相结合，必要时吸入低浓度恩氟烷、异氟烷或七氟烷加深麻醉。肌松药可选用维库溴铵、阿曲库铵、泮库溴铵等。

（三）术中监测

休克患者术中监测原则同"创伤患者的麻醉"。

第十一节　创伤患者手术的麻醉

一、麻醉前病情估计和紧急处理

（一）麻醉前病情估计

（1）创伤严重程度、范围、受伤时间及原因。

（2）意识状况瞳孔大小、对光反射等，以估计是否有颅脑外伤。

（3）呼吸状况：是否有胸部创伤及气胸、血胸、误吸。

（4）循环状况：判断是否有休克与休克程度，如有面色苍白、心率增快、低血压、四肢厥冷、烦躁、呼吸浅速、呼吸困难，表示有休克存在。

（5）活动情况：了解有无脊柱、四肢损伤、骨盆骨折、后腹膜血肿等。

（6）腹部情况：内脏破裂出血。

（7）泌尿系统损伤、血尿等。

（8）估计出血量，了解输血、补液情况。

（9）最后进食时间。

（10）原来的健康状况。

（11）有关的急诊实验室及其他检查结果。

（12）外科手术情况：了解拟施手术的部位、范围、对麻醉的特殊要求。

（二）紧急处理

包括动、静脉穿刺置管，输血、补液，供氧及其他麻醉前准备。

1.气道处理

（1）所有创伤患者必须注意呼吸的情况、气管的位置及双侧呼吸音，如遇以下情况应紧急处理：①意识丧失后舌根下垂所致的上呼吸道梗阻；②因呕吐物、异物或其他碎片等误吸引起的气道阻塞；③因口腔外伤，如上、下颌骨骨折所致的急性软组织水肿或出血引起的气道梗阻。

（2）处理原则：解除气道梗阻，建立通畅的呼吸道，以便充分供氧。具体如下：①对能保持自主呼吸的患者，可采用清洁口腔，吸出血块或呕吐物，结扎口腔内活动性出血点，头部后仰和托起下颌骨以及放置口腔或鼻咽通气道等措施；②深昏迷患者或下颌骨骨折者，应行气管插管；③对存在口腔解剖变形、声门暴露困难或喉头水肿而不能插管者应做气管切开，情况紧急时可用粗针头行环甲膜穿刺或经皮气管穿刺切开；在保持呼吸道通畅时应注意鉴别患者是否存在颈椎损伤，并注意防止颈椎损伤进一步加重。

2.急诊气胸处理

（1）张力性气胸：常表现为呼吸浅速，纵隔、气管移位，气胸侧呼吸音减弱或消失。一旦确立诊断，应立即行胸腔穿刺，穿刺点在锁骨中线第2肋间，然后用水封瓶引流。若患者已有闭合性气胸且未能及时发现、处理，则全麻诱导后由于正压通气将发展为张力性气胸，造成致命性并发症。麻醉医生应迅速采取措施，将闭合性气胸变为开放性气胸，切勿因等待胸外科医生而耽误抢救时间。

（2）大量血胸：表现为呼吸音降低，气管、纵隔移位，常伴有低血压、心动过速和呼吸困难，应做胸腔引流。若引流量大于1 500 ml或出血持续超过200 ml/h，应行剖胸探查。

（3）连枷：呼吸困难，经给氧、镇痛难以纠正低氧血症者则应行机械通气。

（4）开放性气胸：应置胸腔引流为闭合性气胸后再进一步处理。

3.循环管理

创伤性休克早期血容量不足，是造成全身性生理紊乱的主要原因。在处理呼吸衰竭的同时积极纠正低血容量，维持循环稳定。

（1）低血容量分级：见表6-2。

表6-2　低血容量分级

	Ⅰ级	Ⅱ级	Ⅲ级	Ⅳ级
失血占循环容量的百分比（%）	<15	15～30	30～40	>40
估计失血量(ml)	<750	750～1 500	1 500～2 000	>2 000
脉搏(次/分)	正常	100～120	120,弱	>120,极弱
收缩压	正常	正常	低	极低

（续表）

	Ⅰ级	Ⅱ级	Ⅲ级	Ⅳ级
舒张压	正常	高	低	极低
毛细血管再充盈	正常	慢	慢	消失
意识状态	正常稍烦躁	烦躁	躁动	冷漠、神志不清
呼吸频率	正常	正常	气促	气促
尿量（ml/h）	＞50	20～30	5～20	＜5

（2）麻醉手术前准备。

1）开放静脉：如周围静脉穿刺困难，应立即行静脉切开或建立中心静脉通路。

2）补充血容量：低血容量Ⅰ～Ⅱ级的患者应先补充晶体液（常用乳酸钠林格液），用量为估计失血量的 3 倍，并适当用胶体液；Ⅲ～Ⅳ级患者所补晶体液与输血量之比为 1∶1。

3）Ⅳ级患者需立即复苏，进行气管内插管。

二、麻醉处理

（一）局麻和神经阻滞麻醉

仅适用于创伤范围小、失血少、复苏满意的患者以及单纯四肢外伤。

（二）全身麻醉

适用于各种创伤手术，尤其适用于严重外伤及头部、躯干、胸腹部和复合伤。

轻至中度创伤手术效果满意，患者意识清楚，呼吸、循环稳定，动脉血气分析和电解质正常，术毕可拔管。严重创伤者，呼吸、循环功能不稳定，术后应保留气管导管并送 ICU 继续严密观察和治疗。

第十二节　心脏病患者行非心脏手术的麻醉

心脏病患者接受非心脏手术，麻醉与手术并发症及死亡率显著高于无心脏病患者。其危险性不仅取决于心脏病变本身的性质、程度和心功能状态，还取决于非心脏病变对呼吸、循环及其他脏器功能的影响，手术创伤的大小，麻醉和手术者的技术水平，术中、术后监测条件，医师判断和处理的能力。

一、麻醉前评估

在对患者麻醉前常规检查评估的基础上，还需全面了解心血管系统病变的严重程度，评估其功能状态，以预计承受麻醉与手术的能力，提出相应的处理方案。

1.病史

（1）出现心脏疾病相关症状或发现心脏疾病的时间、病程经过。

（2）是否出现过心、肺功能不全或休克等，既往治疗情况与效果。

（3）既往疾病史与治疗情况，如风湿热、高血压、脑血管意外、冠心病、哮喘、肺炎等。

（4）既往与近期药物治疗,如β受体阻滞药、钙通道阻滞药、皮质激素、洋地黄、利尿药、镇静催眠药等。

2.体检

除常规项目外,应检查动脉血压、脉搏、皮肤与黏膜颜色和温度、发育与合作程度,要注意心脏和双肺听诊,有无颈静脉怒张、呼吸急促、肝大、腹腔积液、周围性水肿等慢性心力衰竭表现。

3.特殊检查

（1）常规心电图配合24 h动态心电图或运动试验心电图:通过检测心率、心律,发现有无心律失常、传导异常和心肌缺血。

（2）X线胸片:注意观察心脏大小、心胸比例、肺瘀血及肺水肿等。

（3）超声心动图:可观察心脏瓣膜、先天畸形的种类和缺损程度、局部室壁运动,并可测定血流量、射血分数等。术中应用经食管超声心动图（TEE）实时动态观察,可纠正经胸检查时误诊及漏诊的病情,及时发现心内畸形矫治的状况等。

（4）冠状动脉造影:是判断冠状动脉病变的金标准,可观察到冠状动脉精确的解剖结构及冠状动脉粥样硬化的部位与程度。同样可进行左心室造影,了解左心室收缩功能、射血分数和左心室舒张末充盈压。

4.心功能分级及危险因素判断

心功能分级及危险因素判断的目的,是通过对心脏病患者行非心脏手术的评估,以预示麻醉与手术的安全性,并使危险性降到最低。

二、麻醉前准备与用药

尽可能改善患者的心脏功能和全身状况,对并发症予以治疗和控制,减轻或解除患者的焦虑、恐惧和紧张情绪。

1.调整心血管治疗用药

（1）洋地黄类药物:用于充血性心力衰竭、心房颤动或心房扑动等以改善心功能,控制心室率。目前多采用口服地高辛。由于该药的安全范围较窄,逾量易引起心律失常或房室传导阻滞,尤其是伴有低钾血症时。目前主张在术前1天或手术当天停止服用地高辛,术中或术后视情况改经静脉用药。

（2）β受体阻滞药和钙通道阻滞药:主要用于治疗缺血性心脏病、频繁性心绞痛、室性和房性心律失常及中、重度高血压,尤其适用于高血压并发心绞痛、心肌梗死后的患者以及心率较快者。长期应用β受体阻滞药,突然停药可加剧心绞痛或诱发心肌梗死。钙通道阻滞药也同样可出现撤药综合征。对已使用此类药的患者,一般不主张术前停药,必要时可适当调整剂量。在麻醉处理上也应注意这一因素的存在。

（3）抗高血压药:术前应将高血压患者的血压控制在适当水平。理想的血压控制在140/90 mmHg。一般不主张术前停用抗高血压药物。

（4）利尿药:常用来治疗心功能不全、充血性心力衰竭。但长时间使用利尿药可引起血容量不足或低钾,应在术前调整血容量和补充氯化钾。

2.麻醉前用药

防止或解除患者对手术的焦虑、紧张与恐惧情绪。除心功能不全、房室传导阻滞等外,一般都应给予有足够镇静作用的麻醉前用药,但应避免对呼吸、循环的抑制。

3.术前准备和监测

心功能良好的患者,拟行中、低危择期手术,常规监测即可;而较重患者或施行大手术时,还应在 SICU 连续监测动脉压和中心静脉压,并行尿量和体温监测。心脏病变严重或心功能不全,特别是左、右侧心脏功能不一致时,需增做肺动脉压、肺毛细血管楔压和心排血量的监测,从而为血流动力学的评估提供较全面的依据,有利于调整麻醉和指导临床治疗用药。所有患者均应随时按需做血气分析、pH 值、血液生化和电解质测定。备好各种抢救药品及设备,建立良好的静脉通路。有条件时可利用经食管超声心动图(TEE)监测心室大小改变、收缩效能、新旧心肌异常活动区和急性、慢性瓣膜病变等。

三、麻醉原则

麻醉过程平稳,循环状态稳定,通气适度,保持心肌供氧和需氧之间的平衡。

麻醉实施时应特别注意:①预防和积极处理心动过速;②避免心律失常;③保持适当的前负荷,避免血压显著升高或下降;④避免缺氧和二氧化碳蓄积,或 $PaCO_2$ 长时间低于 30 mmHg;⑤及时纠正电解质和酸碱平衡紊乱;⑥加强监测,及时发现与处理并发症。

麻醉深浅适度,既达到良好的镇痛又不抑制循环,能将应激反应控制在适当水平,术中不出现知晓。

四、麻醉选择

依据手术部位、类型、手术大小以及对血流动力学影响、心脏病患者的具体情况(病情、全身情况、精神状态)、麻醉者的专业水平和条件进行麻醉选择。

(1)患者情绪稳定或能达到充分镇静,可酌情选用非全身麻醉。骶管阻滞对循环无明显影响,适用于肛门、会阴、膀胱镜检查等手术。低平面蛛网膜下隙阻滞只适用于肛门、会阴和下肢手术,且麻醉平面必须控制在胸 10 以下。连续硬膜外阻滞可以安全地用于中、下腹部手术。

病情严重、心功能较差、手术复杂或创伤较大,可能引起明显的血流动力学变化,或患者情绪紧张,预计术时冗长,以采用全身麻醉并做气管内插管妥善管理呼吸为宜。

(2)全身麻醉时,全身麻醉药和肌肉松弛药的选择应首先取决于患者的心功能状况。吸入麻醉药中,异氟烷对心肌收缩力的抑制较轻。麻醉性镇痛药芬太尼、舒芬太尼等对心肌收缩力和血压无明显影响,可使心率减慢,适用于心脏储备功能差的患者。依托咪酯对循环功能无明显影响,常用于心功能较差患者的诱导。维库溴铵、阿曲库铵对心率无明显影响,适用于需避免心动过速的患者。

五、注意事项

(1)全麻诱导中应尽量减轻气管插管所致的心血管反应,包括加用适量的阿片类药(如芬太尼)或 β 受体阻滞药(如艾司洛尔)等。

(2)各种全身麻醉药对血流动力学的影响均与剂量有关。

(3)维持呼吸道通畅,根据患者情况合理通气,避免缺氧或二氧化碳蓄积。麻醉中也应避

免较长时间 $PaCO_2$，低于 30 mmHg。

（4）输血、输液适当，保持适当的前负荷，避免血压明显波动。血管活性药物要注意适应证与用法，要及时纠正电解质和酸碱平衡失常。

（5）加强监测，及早处理循环功能不全的先兆和各种并发症。要避免心律失常，一旦出现，除进行对症处理外，还需处理发生的原因。

（6）尽可能缩短手术时间并减轻手术创伤。

六、各类心脏病患者非心脏手术麻醉的特点

1.先天性心脏病

（1）心、肺受损有较大危险性的临界指标。包括：①慢性缺氧（$SaO_2<75\%$）；②肺循环/体循环血流比高于 2.0；③左或右心室流出道压力差高于 50 mmHg；④重度肺动脉高压；⑤红细胞增多，Hct＞60%。

（2）临床症状较轻的先天性心脏病患者，对手术与麻醉的耐受性较好。

（3）通常发绀型比非发绀型麻醉和手术风险性大。左向右分流性疾病（动脉导管未闭、室间隔或房间隔缺损）心功能良好，无严重肺动脉高压，麻醉处理和正常人相似。右向左分流的患者如法洛四联症等，当肺血管阻力增加或外周血管阻力降低均可加重右向左的分流而使发绀加重。因此，气管内麻醉的气道压力不宜持续过高，椎管内麻醉要预防血压下降，全身麻醉药物可选用氯胺酮。如血压过度下降可选用血管活性药物。左心室流出道梗阻的患者，麻醉期间应注意维持冠状动脉灌注压和心肌正性肌力的平衡，保持氧供和氧需平衡，维持外周血管阻力以保持足够的冠状动脉灌注压，较浅的静脉复合麻醉有益于此类患者。

2.瓣膜性心脏病

麻醉要点见表 6-3。

表 6-3 瓣膜性心脏病患者行非心脏手术实施麻醉要点

病变	目标心率（次/分）	节律	前负荷	外周血管阻力	心肌变(肌)力应避免并发症
主动脉瓣狭窄	70～85	窦性	增加	不变或增加	不变或减弱 心动过速、低血压
主动脉瓣关闭不全	85～100	窦性	不变或增加	不变或降低	不变 心动过缓
二尖瓣狭窄	65～80	稳定	不变或增加	不变或增加	不变 心动过速、肺血管收缩
二尖瓣关闭不全	85～95	稳定	不变	降低	不变或减弱 心肌抑制

3.冠状动脉粥样硬化性心脏病

病死率增加的因素包括：①多次发生心肌梗死；②有心力衰竭的症状与体征；③左心室舒张末压高于 18 mmHg；④心脏指数低于 2.2 L/(min·m²)；⑤左心室射血分数低于 40%；⑥左

心室造影显示多部位心室运动障碍;⑦全身情况差。

心肌梗死后择期手术应延迟至梗死后 6 个月;病情危及生命的急诊手术,必须全面监测血流动力学,尽量维持循环稳定、调整应激反应,并且保持心肌氧供需平衡;估计可切除的恶性肿瘤,如患者属低危,一般在梗死后 4～6 周可考虑手术,仅在高危患者须在心导管、超声心动图或心脏核素检查后决定是否预先行经皮冠脉成形术,或同时做冠状动脉旁路移植术。围手术期判断心肌缺血的临床评估方法的比较见表 6-4。

表 6-4　围手术期心肌缺血的临床估计方法的比较

	心电图	经食管超声心动图	肺动脉楔压
缺血表现	ST-T 段改变	室壁运动顺应性改变	顺应性改变(高)
其他用途	心脏节律、传导	容量、收缩性、心排血量	心排血量、压力、阻力
创伤程度	低	中	高
局限性	束支或其他传导阻滞	食管病变、技术因素	瓣膜病变严重
开胸患者	心脏与食管间隙关系	肺动脉高压	
对缺血敏感性	中	高	低
对缺血特殊性	高	中	低
结果分析	容易、可自动	困难、不能自动	中
使用范围	围手术期	术中	围手术期

麻醉期间除采用阿片类及其他麻醉药维持适宜的麻醉深度外,还需合理应用血管活性药物以稳定血流动力学,避免心肌缺血、心肌梗死等并发症危及生命(表 6-5)。

表 6-5　麻醉期间急性心肌缺血的药物治疗

药物	常用剂量
硝酸甘油	33～300 μg/min
硝酸异山梨酯(消心痛)	33～100 μg/min
艾司洛尔	10～100 mg,静脉滴注;50～200 μg/(kg·min)
美托洛尔(倍他洛克)	0.5～5 mg,静脉滴注
拉贝洛尔(柳氨苄心定)	5～25 mg,静脉滴注
普萘洛尔(心得安)	1～5 mg,静脉滴注
地尔硫䓬(硫氮䓬酮)	5～15 ml,静脉滴注;5～15 μg(kg·min)
尼卡地平(佩尔地平)	100～200 μg,静脉滴注;1～3 mg/h
硝苯地平(心痛定)	10 mg,舌下含服
肝素 *	2 000～5 000 U 静脉滴注

注:* 使 PTT 为正常的 1.5～2 倍。

围手术期应力争达到的主要目标:①预防或减轻交感神经系统的活动增强,以降低心肌的耗氧量;若患者手术前应用 β 受体阻滞药,则术中应继续使用并维持至术后;②维持适宜的冠状动脉灌注压,可通过补充液体、应用去氧肾上腺素或降低吸入麻醉药的浓度维持适当的舒张压以保障冠状动脉的灌注。

4.慢性缩窄性心包炎

麻醉期间要避免动脉压降低、心率减慢和心肌抑制,尤其在诱导期。病情严重者应先解除缩窄的心包才能进行择期手术。

5.肥厚型梗阻性心肌病

(1)重症患者在麻醉期间保持窦性节律十分重要。

(2)必须保持心室充盈压高于正常范围,并避免使用增强心肌收缩力的药物。

(3)可采用对外周阻力影响较小的吸入麻醉药加深麻醉,分次小量应用 B 受体阻滞药或(和)去氧肾上腺素提升动脉血压,达到预防和治疗左心室流出道阻塞的目的。

(4)一般不宜采用椎管内麻醉,因其可引起血管扩张、血压下降。

6.心脏传导阻滞

(1)术前须有安装心脏起搏器的适应证:①完全性房室传导阻滞,停搏期高于 3.0 s 或基本节律低于 40 min;②房室结功能不全,心动过缓已引起临床症状;③急性心肌梗死后持续进行性二度房室传导阻滞或完全性房室传导阻滞;④二度房室传导阻滞伴有临床症状;⑤有症状的双束支传导阻滞等。

(2)单纯双束支传导阻滞,患者无症状,一般不必安装临时起搏器,麻醉选择与处理并无困难。

7.预激综合征

(1)心电图特征:①P-R 间期缩短至 0.12 s 以下;②QRS 波群时间延长达 0.11 s 以上;③QRS 波起始部粗钝,与其余部分形成顿挫,及所谓的预激波或 δ 波;④继发性 ST-T 段改变。不同的预激综合征患者可仅表现为上述部分特征。

(2)一般不需特殊治疗。若伴发室上性心动过速时,可以采用:①刺激迷走神经;②维拉帕米(异搏定)、普萘洛尔、普鲁卡因胺或胺碘酮缓慢静推;③可用普萘洛尔或其他 β 受体阻滞药长期口服预防室上性阵发性心动过速发作;④药物不能控制,心脏电生理检查确定旁路不应期短或心房颤动发作时,心率达 200 次/分左右时,可用射频、激光或冷冻法消融,或手术切断旁路。

第十三节 合并呼吸系统疾病患者手术的麻醉

合并肺部疾病的手术患者,围手术期处理的目的是减少或预防术后肺部并发症(postoperative pulmonary complications,PPCs),包括肺不张、肺炎、支气管炎、支气管痉挛、低氧血症以及呼吸衰竭。合并呼吸系统疾病的患者手术前须明确:①患何类肺、支气管疾病;②肺功能损害程度及其储备能力;③咳痰能力的削弱程度。

(一)麻醉前评估

术后患者肺功能变化通常包括膈肌功能障碍、通气/血流(V/Q)比例失调以及功能余气量(FRC)下降。PPCs 常发生于上腹部和胸部手术患者。PPCs 危险因素还包括吸烟、慢性呼吸系统疾病、急诊手术、麻醉时间超过 180 min 及高龄等。非胸部大手术患者 PPCs 发病率为 20%～30%。有吸烟史的腹部手术患者若有阻塞性肺疾病,发生 PPCs 可能性增大。慢性阻塞性肺疾病(chronic obstructive pulmonary diseases,COPD)患者,PPCs 发生率增加。有长期吸烟史、术前低氧血症及术中大量出血患者腹部血管手术后可能需要 24 h 以上呼吸机支持。

1.病史要点

(1)长期咳嗽、咳痰史提示有慢性呼吸道炎症。

(2)喘息提示小气管高敏或处于痉挛状态,需用支气管扩张药治疗。

(3)咯血提示肺支气管特殊感染或癌症,需进一步确诊。

(4)COPD 患者黏膜纤毛活动功能损害,易发生急性支气管炎和痰液增多。

(5)重视既往手术史及术后肺并发症。

(6)污染环境接触史可能提示肺功能损害诱因。

(7)重视过去或现在服药史,包括非肺部疾病药物。

2.肺功能损害的临床判断

(1)体力活动受限程度,如步行、爬楼梯即气喘者,提示肺功能已明显损坏。

(2)静息期气喘,提示肺功能严重损坏。

(3)进一步确诊须依靠心肺功能测定。

3.影响肺功能的危险因素

(1)吸烟:可致支气管黏膜水肿、痉挛、纤毛活动障碍、分泌物增多、碳氧血红蛋白增高、血携氧能力减退,术后肺部并发症比不吸烟者高 2～6 倍。

(2)年龄:随年龄增高,肺功能损害增多。

(3)肥胖:体重增高超过 30%者,围手术期肺部并发症增多,与肥胖所致肺容量减小、胸壁顺应性下降、呼吸肌功能低下及呼吸做功增高有关。

4.体检特点

(1)视诊:胸廓异常,如桶状胸提示存在 COPD、肺功能严重不全,脊柱后侧凸致胸廓变形,提示胸-肺顺应性显著下降;胸壁活动两侧不对称提示既往有胸膜疾病史;辅助呼吸肌参与呼吸动作,提示膈肌功能减弱或呼吸系统存在超负荷;反常呼吸指吸气时胸抬腹沉,呼气时胸沉腹抬,提示膈肌功能严重减退或麻痹;杵状指(趾)提示并存慢性缺氧。

(2)叩诊与听诊:叩诊浊音,听诊呼吸音减弱,提示胸膜粘连增厚;叩诊浊音,听诊无呼吸音,提示胸腔积液、占位病变或肺胸膜纤维化;听诊啰音、支气管音或哮鸣音,提示存在心肺病理情况,须进一步确诊;第二心音亢进,伴颈静脉怒张、肝大、外周水肿等右心衰竭体征,提示存在肺动脉高压或肺源性心脏病。

(3)胸部 X 线检查:确诊肺疾病性质、部位和范围;有助于无症状肺实质病变和胸膜异常等的发现;提供心脏大小、肺门结构和血管分布等术后对照资料。

5.肺功能试验

对下列病情术前宜常规行肺功能测定:肥胖患者拟施胸、腹腔大手术;支气管痉挛,呼吸费力,慢性咳嗽;COPD 性哮喘;嗜烟;长期接触污染环境并存在呼吸系统症状。

(1)最大肺活量(FEC):低于 1.7 L 为危险指标,提示存在限制性或阻塞性肺疾病。

(2)第 1 秒用力呼气量(FEV$_1$):是测定气管阻力、预测肺切除后耐受能力的指标。FEV$_1$低于 1 L 为危险指标,需进一步查动脉血气分析,判明低氧血症及高碳酸血症。

(3)最大呼气流速率(MEFR):指用力呼气所能达到的最大气流速,对预测术后肺部并发症优于 FEC 或 FEV$_1$。MEFR 低于 100 L/min 可视为危险指标。

(4)最大自主通气量(MVV)可反映呼吸肌强度、呼吸道阻力、胸-肺顺应性,预测术后恢复过程和肺部并发症等。MVV 低于 50 L/min 可视为危险指标。

(5)动脉血气分析:疑有心肺功能不全者,应常规检查血气分析。PaO$_2$ 低于 60 mmHg,为低氧血症。低氧血症经吸氧后 PaO$_2$ 能增高者,非手术绝对禁忌证。PaCO$_2$ 高于 45 mmHg者,提示通气不全,术后肺部并发症概率增高;严重 COPD 伴:PaCO$_2$ 增高者,提示呼吸维持主要靠低氧激动呼吸中枢机制来实现。

(二)危险因素

1.手术影响术后肺功能

(1)非胸腔手术:上腹部手术后肺活量减少超过 50%,相当于切开膈肌的胸腔手术,下腹部手术后减少 25%,非腹腔手术不影响肺功能;腹腔手术后肺活量大幅度减少,与膈肌运动受限有关,约持续 1 周,系腹腔传入神经兴奋致膈肌运动反射性抑制所致。咳痰无力是导致术后肺部并发症及肺功能损害的最重要原因。

(2)肺切除手术:对肺功能影响主要取决于剩余肺组织储备功能。全肺切除术后病死率较高,呼吸衰竭和肺动脉高压是两项主要死亡原因。

术前 MVV 小于正常 50% 者,肺切除术后易发呼吸衰竭。COPD 患者当 FEV$_1$ 降至 0.8~1.0 L 时,即出现呼吸衰竭,估计术后 FEV$_1$ 不能保持高于 0.8 L 者不宜接受肺切除手术。术前单肺功能测定,对判断术后余肺储备功能有参考价值。术前 FEV 超过 2 L,而健侧单肺功能测定正常者,允许接受全肺切除,术后余肺 FEV$_1$ 至少可保持 1 L;相反,术前 FEV 低于2 L,术后余肺 FEV$_1$ 无法保证在 0.8 L 临界水平以上,即有发生呼吸衰竭的危险。定量肺灌注扫描法是单肺功能测定最简单、有效的方法,可计算出全肺切除术后余肺 FEV$_1$,等于术前FEV 乘以健肺放射元素分布百分比。术后 FEV$_1$ 如低于 0.8 L,手术死亡率超过 15%。广泛肺切除后全部心排血量将由余肺血管承受。如若不能承受则出现肺动脉高压,甚至右心衰竭。应用 Swail-canz 导管肺动脉插管,测定平均肺动脉压(PAP),若 PAP 高于 35 mmHg 且 PaO$_2$低于 45 mmHg,提示面临死亡危险。

2.麻醉对肺功能的危害

(1)巴比妥、气管内插管和吸入干燥麻醉气体都抑制纤毛活动,易致分泌物潴留和肺不张。

(2)麻醉时间超过 3 h,侧卧体位下肺受压致局部通气不足,阿托品抑制腺体分泌使痰黏稠等都促使肺不张形成。

(3)腹部手术应用椎管内麻醉肺部并发症未见减少,与肋间肌麻痹、咳痰无力、麻醉、镇痛药抑制纤毛活动等因素有关。

(三)麻醉前准备

1.胸部体疗

胸部体疗包括肺膨胀、咳嗽动作锻炼。任何手术患者,特别是合并中重度阻塞性肺部并发症的患者,必须积极锻炼或被动训练。

(1)深呼吸:自主呼吸患者,行每分钟 4～6 次最大吸气后,继以用力咳嗽数次,每隔 2 h 锻炼 1 次,每次重复数遍。

(2)间歇正压通气(IPPV):适用于不能自行最大吸气患者,借助机械呼吸机或简易呼吸器面罩,施行同步 IPPV 以协助患者做最大吸气。

(3)持续正压通气(CPAP):间歇施行 CPAP,以加大肺功能残气量(FRC),促进肺膨胀,同时改善通气。

2.排出痰液

患者痰液多可施行体位引流、胸部叩击、应用支气管扩张药、抗生素和湿化气体等治疗,每日早晚 2 次,至痰液基本消除。

3.支气管扩张药

合并 COPD 患者需连续数天不间断应用支气管扩张药,术后呼吸道并发症可减少 1/2～1/3。常用的支气管扩张药见表 6-6。

表 6-6　常用支气管扩张药

药名	剂量与用法	说明
奥西那林(间羟异丙肾上腺素)、特布他林(间羟沙丁胺醇)	0.3 ml(15 mg)加 2～3 ml 生理盐水,4～6 h 雾化吸入 1 次	作用持续 4～6 h,严重支气管痉挛每 2 h 1 次
沙丁胺醇	3 ml(2.5 ml)加 2 ml 生理盐水,每 4～6 h 雾化吸入 1 次	同奥西那林、特布他林
氨茶碱	初量 5 mg/kg,20～30 min 静脉滴注毕。维持量见文内叙述	持续作用受多种因素影响,须经常复查茶碱血药浓度,维持在 10～20 μg/ml
阿托品	0.025～0.05 mg/kg 加 2～3 ml 生理盐水,每 4～6 h 雾化吸入 1 次	监测心动过速
格隆溴铵(胃长宁)	1 mg 加 2～3 ml 生理盐水,每 8 h 雾化吸入 1 次	与阿托品比较,全身性不良反应少,持续时间较长
甲泼尼龙	50～125 mg 静脉滴注,每 4～6 h 1 次	常规用于顽固性支气管痉挛,高峰效应出现于 6～12 h
氢化可的松	100～200 mg 静脉滴注,每 4～6 h 1 次	用于近期使用过皮质激素者

(1)$β_2$ 肾上腺素受体激动药:沙丁胺醇为 COPD 患者首选药,雾化吸入起效快,持续 4～6 h,无心动过速、焦虑不安、震颤等不良反应。特布他林皮下注射支气管扩张效应比麻黄碱强,但选择性较差,有心率增快不良反应。

(2)氨茶碱:雾化吸入肾上腺素受体激动药效应不佳时可改用茶碱类,有增强纤毛活动和改善膈肌收缩力的功效。用药过量可出现恶心、呕吐、焦虑、震颤、心动过速、心律失常或抽搐等不良反应。24 h 内未用过茶碱类者,静脉滴注氨茶碱 5.6 mg/kg,20～30 min 注毕;口服茶碱类已 12 h 以上者,初始量需 2.8 mg/kg;根据病情选定茶碱维持量,并根据血药浓度进行调整(表 6-7);口服茶碱类不足 12 h 者,无需用初始量茶碱,可直接用维持量;如术前晚已口服茶碱者,可折算为静脉滴注氨茶碱维持量,计算公式为:(24 h 口服茶碱总量×1.2)÷24＝每小时氨茶碱静脉滴注剂量(mg)。

(3)抗胆碱药:适用于对 β_2 肾上腺素受体激动药和茶碱类治疗无效的严重支气管痉挛患者,可用雾化吸入抗胆碱药产生副交感神经通路阻滞效应;大剂量用药可能出现心动过速、意识错乱、口干和视力模糊等毒蕈样阻滞不良反应;雾化吸入格隆溴铵(胃长宁),效能较弱但全身不良反应较阿托品轻。

(4)皮质激:素严重哮喘或 COPD 患者术后,如上述常用治疗措施无效时,可静脉滴注甲泼尼龙,支气管痉挛急性发作时可雾化吸入用药;术前有长时间糖皮质激素治疗史者,为预防围手术期急性肾上腺皮质功能不全,可给应激剂量氢化可的松。

4.抗生素

术前并存肺部感染急性发作者,择期手术应推迟到感染控制后进行,根据痰液细菌培养结果选择抗生素。

5.氧治疗

PaO_2 低于 60 mmHg 者必须进行有效氧治疗。并存高碳酸血症时,只宜选用最低有效吸入氧浓度(FiO_2 为 0.35～0.4),以适当提高 PaO_2。

表 6-7　氨茶碱维持量的选择参考

患者情况	维持量
健康、不吸烟、年龄低于 40 岁	每小时 0.5 mg/kg
健康、吸烟	每小时 0.8 mg/kg
年龄高于 60 岁	每小时 0.3 mg/kg
肺心病	每小时 0.3 mg/kg
充血性心力衰竭	每小时 0.2 mg/kg
肝病	每小时 0.2 mg/kg

(四)监测

术中除常规监测血压、脉搏、心电图外,还应重点监测 FiO_2、脉搏血氧饱和度(SpO_2)、呼气末 CO_2 分压($PETCO_2$)、潮气量、气道压、动脉血气分析等呼吸功能指标。监测尿量有助于判断病情趋势,尿量增多常提示病情趋于稳定。

(五)麻醉选择

1.部位麻醉

神经和神经丛阻滞对呼吸功能的影响较轻,只要能满足手术需要,应尽可能选用。下腹部以下手术可用硬膜外麻醉。术中均同样施行氧治疗或呼吸支持。术后保留硬膜外导管用于镇痛,对排痰也较为有利。

2.硬膜外复合全麻

为胸、腹部大手术的首选麻醉方法。选择硬膜外麻醉有以下优点,减少全麻药尤其是阿片类用量,尽早拔除气管导管;避免气管内插管和正压机械通气对气管缝合口的影响;保护术后有效咳嗽和清除分泌物的能力;降低气道阻力;改善膈神经功能;改善心肌灌注;促进肠功能恢复;保护免疫活性。全麻可选用静脉全麻药、吸入全麻药或复合应用。

3.全身麻醉

不能进行硬膜外复合全麻时,可选用全身麻醉。

(六)麻醉处理

合并呼吸系统疾病患者麻醉处理总则是强调呼吸管理,包括保持呼吸道通畅、改善气体交换、避免呼吸系统并发症和防止呼吸功能衰竭。呼吸管理效果满意的指标是 SpO_2 保持在95%以上,$PaCO_2$ 维持在 35～45 mmHg,无心排血量和血压明显降低。

对合并呼吸系统疾病患者术中管理要点特别强调以下方面。

1.呼吸机的调控

(1)通气量:潮气量的初设,ARDS、重症肺炎、肺水肿、肺不张患者 5～8 ml/kg 体重;COPD 患者可从 8～10 ml/kg 开始,根据 PaO_2、$PaCO_2$ 和 pH 值调节适宜的通气量。呼吸频率成人为 12～20 次/分,儿童为 18～25 次/分,COPD 患者 8～12 次/分,肺水肿、肺间质纤维化者频率稍快。

(2)吸乏/呼时间比率(I/E):无肺部疾病者 I/E 为 1:(1.5～2);阻塞性通气功能障碍者,在采用较慢呼吸频率基础上,可将 I/E 定为 1:(2～3);限制性通气功能障碍者,I/E 可调到1:(1～1.5);心功能不全者宜选用小潮气量,较快呼吸频率,I/E 为 1:1.5。

(3)通气压力:轻度肺部疾病患者通气压力一般不超过 20 cmH$_2$O;中至重度肺部疾病患者,如 COPD、肺水肿、ARDS、弥漫性肺间质纤维化者,通气压力需 20～30 cmH$_2$O;严重小气管病变如哮喘持续状态,通气压力需 30～40 cmH$_2$O,但易造成气压伤。

(4)吸入氧气浓度:CPOD 患者一般 FiO_2 在 40%左右;ARDs 患者一般为 60%～100%。原则上要求机械通气时 PaO_2 在 80～100 mmHg;若吸入氧浓度高于60%而 PaO_2 仍低于80 mmHg,可加用 PEEP。

2.允许性高碳酸血症

采用低通气策略时一般可维持 $PaCO_2$60～80 mmHg,在肺移植术中:$PaCO_2$ 测定在 90～100 mmHg 也很常见。

3.拔管时机

除肺移植外,早拔管要比晚拔管优点和好处多,但这类患者肺功能和全身情况差,要严格掌握拔管时机和标准。

(七)并发症

麻醉处理恰当与否,与术后低氧血症、肺不张、肺炎等并发症的发生率有密切关系。即使术前已充分准备,术后肺并发症率仍有 20%以上,多系咳痰无力、排痰不畅所致,需采取主动防治措施。

1.低氧血症

常见原因为肺不张或通气不足。处理为常规吸氧,FiO_2 为 0.6。COPD 患者 FiO_2 宜在 $0.35\sim0.40$。常规吸氧不能缓解者需行辅助呼吸支持,包括 CPAP 或 PEEP 等。

2.肺不张

上腹部手术后发生率为 $20\%\sim65\%$,下腹部手术者为 10%。肺段或肺叶不张可用 X 线检查确诊,微小肺不张无 X 线阳性发现。肺不张如不予处理,易转为肺炎。

(1)常见原因:①疼痛、麻醉性镇痛药抑制致呼吸微弱、潮气量降低、自主深呼吸减少;②咳痰无力,纤毛活动受抑制,致分泌物潴留阻塞小支气管;③膈肌收缩功能减退、膈神经损伤,致肺基底部膨胀不全。

(2)处理:①张肺,嘱患者自行深呼吸及咳嗽,或利用紧闭面罩于吸气期手法加压施行深呼吸;②加强气管清理,采取湿化氧吸入,雾化吸入支气管扩张药,结合胸壁叩击或震荡、鼓励主动咳嗽及气管内吸引等措施;③早期下床活动,或经常变换卧姿;④止痛有利于患者活动、深呼吸和咳嗽排痰,但止痛药使呼吸变浅、抑制呼吸;⑤支气管镜检查吸痰。

3.肺炎

可在术后第 $2\sim3$ 天出现高热、脓痰和胸部 X 线异常。处理措施是根据痰液细菌培养选用抗生素,同时加强气管清理。

4.误吸

全麻术后神志未清醒前,或急症饱胃,易致胃内容物反流而误吸。处理原则为:①重视术前禁饮、禁食;②恰当掌握拔管时机,宜在清醒及吞咽、咳嗽反射活跃后拔管;③积极氧治疗和呼吸支持,重者机械通气;④异物阻塞气管时,用直型支气管镜清除或吸引;⑤抗生素使用到肺炎完全被控制。

第十四节　合并糖尿病患者手术的麻醉

糖尿病是临床常见病,择期或急诊手术患者合并糖尿病的并非罕见,某些患者临床症状隐晦或不典型,以其他一些部位的症状如皮肤及会阴部痒疹、视物模糊、腰痛以及经久不愈的感染、间歇性跛行、手套或袜套样知觉障碍麻木等首发症状,或出现食欲减退、厌食甚至酮症酸中毒等并发症前来就诊。糖尿病可引起全身性组织及器官的病变,尤以全身微血管病变最为突出,严重程度与病史的长短及血糖升高程度有关。微血管病变最常见,表现为视网膜小血管增殖致视网膜出血,视力减退;肾小球毛细血管损伤致肾功能衰竭;心脏微血管病变可致心肌病及心肌梗死;脑微血管病变可致脑卒中,发生率约为非糖尿病者的 2 倍。当病变累及自主神经系统时,患者于静息状态下即有心动过速;在麻醉下对低血容量的代偿能力异常差,极易发生直立性低血压(体位性低血压),甚至心脏骤停。高糖高渗非酮症昏迷主要发生在非胰岛素依赖型患者。此时血浆胰岛素水平虽可足以防止酮体的生成,但却不能预防高血糖的产生;虽可预防脂肪酸代谢为乙酰乙酸及 β-羟丁酸,但却不能防止高血糖所致的高渗性利尿,所以患者有明显的脱水。糖尿病酮症酸中毒主要发生在胰岛素依赖型患者。当内源性或外源性胰岛素不足时,脂肪分解代谢增加,即游离脂肪酸在肝脏内代谢为酮体。

高危因素包括空腹血糖升高、年龄不小于 65 岁、合并糖尿病性高血压和冠心病、糖尿病病程不少于 5 年、手术时间不少于 90 min 的大手术(临床上一般把患者在术后 4 h 内可以进食的手术定义为较小手术,其他的手术则定义为较大手术)。

一、适应证

麻醉科医师根据患者糖尿病的病情、并发症的情况和手术类型、是择期手术还是急诊手术,对糖尿病患者的病情做出全面的评估。

1.择期手术

凡血糖控制达到标准(至少血糖控制在 11.1 mmol/L)、无并发症或并发症控制稳定、心肾功能和自主神经功能稳定者。

2.急诊手术

治疗目标是尽量将围手术期血糖控制在 6～10 mmol/L 水平,合并严重酮症酸中毒和电解质紊乱是手术禁忌,争取在 1～2 h 予以纠正,控制血糖在 13.3 mmol/L 以下。

二、禁忌证

禁忌证应根据择期或急诊手术来制定,一般前者相对较严。择期手术患者,若存在酮症酸中毒,属禁忌,必须进行治疗。未经评估的糖尿病患者或有其他并发症者而未评估和治疗者,也应列为禁忌。

三、术前准备

目的主要是全面评估,争取在术前 3 天控制血糖、尿酮和尿糖在正常范围,改善全身情况,防治糖尿病并发症,提高患者对手术麻醉的耐受性。血糖控制应采取"个体化原则"。制定合理的手术方案,以利于糖尿病术后恢复。

(1)一般处理:包括术前宣教,使患者消除对手术麻醉的恐惧。

(2)饮食疗法:对非胰岛素依赖型糖尿病(2 型糖尿病)或轻型症状的患者,进行饮食控制,保证足够热量,调整糖类、蛋白质及脂肪的比例,安排进食的次数和时间。

(3)对伴有其他器官功能损害者,应逐项检查和了解。

1)心血管系统:糖尿病患者约有 1/3 合并有心血管疾病,如冠状动脉粥样硬化;微血管病变,同时并有心肌病变;心脏自主神经病变。因此,可突发心动过速、心动过缓和直立性低血压。存在呼吸短促、心悸、关节肿胀、疲劳和胸痛病史的患者都应该仔细检查是否存在心力衰竭。心力衰竭是一个非常危险的因素,必须在术前用利尿药治疗。糖尿病性心脏病较一般心脏病更为严重,对手术的耐受能力更差。有必要请内科医师对存在问题进行积极处理。手术前、后应用硝酸甘油膜贴在胸前,必要时可给予静脉扩冠药物等。

2)呼吸:糖尿病患者容易并发肺部感染,术前和术后应采用肺部物理疗法。如果听诊有哮鸣音,可进行雾化吸氧,并且应用支气管扩张药(沙丁胺醇,2.5～5 mg 溶于 5 ml 生理盐水)。X 线胸片、动脉血气分析和肺功能检测是判断肺部功能的金标准,但反复、仔细的临床评估也可提示患者是否达到了良好状态,这类患者应在纠正不良状况后再行择期手术。

3)气道:糖尿病患者的软组织增厚常发生于关节韧带,如颈部关节受累可造成颈部伸展困难,导致气管插管困难。让患者用双手做祈祷的姿势,如两个手掌的手指不能彼此贴住,说明他们存在手指关节韧带增厚,气管插管时应注意可能存在插管困难。

4)胃肠道:糖尿病可造成支配肠壁和括约肌的神经损害,胃排空延迟和反流会增加患者在麻醉插管时反流误吸的危险。若患者有平躺时反酸的病史,那么即使是择期手术也应采用快速诱导并按压环状软骨。

5)眼:由于糖尿病造成的眼部微血管病变,糖尿病患者白内障很常见,眼压突然升高可以损害视力,术中应该维持适当的麻醉深度。

6)感染:糖尿病患者容易发生感染,感染反过来又会影响血糖的控制,术前应尽可能使感染得到有效治疗。糖尿病患者术后伤口感染很常见,因此任何操作都应该注意无菌。

7)其他:皮质类固醇、噻嗪类利尿药和避孕药均可引起或加重糖尿病,甲状腺疾病、肥胖、怀孕甚至紧张都能影响糖尿病的控制。

(4)疑有外周神经病变者,应了解感觉神经麻木的程度和范围以及运动神经障碍的程度。疑有自主神经病变者,早期可侵犯迷走神经,晚期则影响交感神经或两者均受侵,患者在静息状态下即有心动过速,应进一步检查。

1)迷走神经功能是否受累,可行 Valsalva 试验,监测 ECG,观察患者在深吸气后,掩鼻闭口用力呼气 15 s 时,R-R 的最小间期与其后自然呼吸 10 s 时最大的 R-R 间期的比值。大于1.21 为正常值,小于 1.0 为阳性,说明迷走神经功能受损。

2)交感神经功能是否受累。让患者从平卧位迅速起立,观察血压变化,如收缩压下降大于30 mmHg,舒张压下降大于 20 mmHg 即为阳性。

(5)血糖和尿糖监测:常用的有血糖分析仪和血糖检测试纸,应注意操作的准确性。试纸一定要保存于干燥环境中。使用血糖仪时应注意正确放置测试条。血糖检测试纸也可以用来测试尿糖或酮体。手术前对糖尿病的控制标准:无酮血症,尿酮体阴性;空腹时血糖在8.3 mmol/L(150 mg/dl)以下,以 6.1～7.2 mmol/L(110～130 mg/dl)为佳,最高不超过11.1 mmol/L(200 mg/dl);尿糖检查阴性或弱阳性,24 h 尿糖在 0.5 g/dl 以下。术前治疗应防止血糖降得过低。

糖尿病患者术前血糖控制:①宜用胰岛素;②口服降糖药的患者应于术前 1～2 天改用胰岛素;③接受小手术的患者可继续原治疗方案;④对于术前使用长效或中效胰岛素的患者,于术前 1～3 天改用胰岛素;⑤术前血糖一般不要求控制到完全正常水平;⑥择期手术患者术前应达到控制标准,或餐后血糖不超过 13.8 mmol/L(250 mg/dl);行大手术者,术日晨应查空腹血糖;如血糖低于 6 mmol/L,可输入 5%葡萄糖溶液 500 ml 加 2.5 U 胰岛素(1∶10);如空腹血糖高于 10 mmol/L 者,按 1∶4 补充葡萄糖和胰岛素;如空腹血糖超过 14 mmol/L 者,则按1∶3 补充葡萄糖与胰岛素;⑦急诊手术患者,争取在 1～2 h 控制血糖在 13.3 mmol/L 以下,尿酮体(-)。

四、麻醉前用药

为减少患者麻醉前的紧张情绪,可适当给予镇静药,但剂量不宜过大。一般可用地西泮或苯巴比妥,吗啡可升高血糖并导致呕吐,应避免使用。并发青光眼者抗胆碱药不宜应用。术前用药最好采用 H_2 受体拮抗药和甲氧氯普胺,在术前 2 h 口服雷尼替丁 150 mg 或西咪替丁与甲氧氯普胺 10 mg,可以有效减少胃酸分泌和防止反流、误吸。

五、麻醉方法的选择

(1)阻滞麻醉对机体的应激反应影响较小,可以有效地避免反流、误吸和插管困难,故属最佳。但应根据手术部位及病情而定。对于有周围神经病变者,选用阻滞麻醉前应仔细了解病变部位及程度,术中的体位应妥善安置与保护。注意低血压的发生,要确保输液量充足。接受蛛网膜下隙阻滞或硬膜外阻滞的患者,如果存在自主神经的损害,则不能将血压维持正常。当收缩压低于术前值的 25% 时,可以单次静脉给予麻黄碱 6 mg。

(2)选用全身麻醉时,如果怀疑胃潴留应采用快速诱导、放置鼻胃管以防止反流与误吸的发生。硫喷妥钠、异丙酚无增高血糖的作用,可以选用;氯胺酮可增加肝糖原分解为葡萄糖,故不宜使用;恩氟烷、异氟烷在吸入浓度为 1% 时,对血糖并无明显影响。输液时乳酸林格液不能用于糖尿病患者,因为其乳酸成分可以被肝脏转化为葡萄糖而产生高血糖。突然发生心动过缓时可静脉滴注阿托品 0.5 mg,最大剂量 2 mg。心动过速应用 β 受体阻滞药时要慎重。静脉诱导药由于有血管舒张作用,而糖尿病患者因自主神经系统损伤,不能产生代偿性血管收缩,故常导致低血压并可使之恶化。减少给药剂量和减慢给药速度可以减少低血压的发生。

(3)疼痛、缺氧、CO_2 蓄积等可通过兴奋垂体-肾上腺系统而使血糖升高,应予以避免。

(4)术中应连续记录血压和脉搏,并且观察皮肤颜色和温度。术中至少 1 h 监测血糖、尿糖、血电解质和动脉血气 1 次,对重症糖尿病患者应监测 CVP 和尿量,以利于血容量的判断。如果发现患者皮肤发凉伴有出汗,应考虑低血糖,检查血糖并静脉给予葡萄糖治疗。

(5)重度或病程长久的糖尿病可致心、肾、脑等重要脏器功能的损害,给麻醉处理带来一定困难,因此术中必须对这些脏器的功能进行监测。

六、术中胰岛素的应用原则

1.非胰岛素依赖型患者

①手术在 4 h 以内者,术中可仅输生理盐水,不补糖也不必使用胰岛素;②对妇女、儿童及手术时间长者,术中可补充葡萄糖 0.2 mg/(kg·h),并按 1:4(每 4 g 糖补充 1 U 胰岛素),给予胰岛素。

2.胰岛素依赖型患者

①行小手术者,术中不给糖,也不给胰岛素;②行大手术者,术中可根据尿糖结果,调节葡萄糖与胰岛素比例,必要时每 1~2 h 测定血糖 1 次。

3.急诊伴酮症酸中毒患者

应衡量手术的紧迫性与酮症酸中毒的严重性。如病情允许,以 5~7 U/h 静滴胰岛素,总需要量一般为 1~2 U/kg,8~12 h 血内酮体即可消除。酸中毒纠正后即可考虑手术。如外科病情不允许,则应根据血糖、血清 Na^+、K^+、血液 pH 值、HCO_3^- 及尿糖、尿酮体的结果,在手术过程中补充胰岛素、输液并纠正酸中毒。手术期间应监测血糖、动脉血气、尿糖及尿酮体。

七、并发症

术后并发症的防治在术前准备时就应开始,持续整个围手术期。

1.低血糖

低血糖(指血糖低于 4 mmol/L)是糖尿病患者的主要危险,当血糖低于 2.8 mmol/L(50 mg/dl)时,可引起意识丧失及脑功能的不可逆性损害。禁食、乙醇、肝功能衰竭、败血症和疟疾都是造成低血糖的原因。因口服降糖药作用时间可长达 24～36 h,术前若不及早停用术中易出现低血糖。其早期症状是心动过速、轻度头痛、出汗和皮肤苍白,如不及时治疗,将发生精神错乱、躁狂、谵妄、复视、抽搐和昏迷,甚至由于低血压和低血氧而造成永久性脑损伤。麻醉下的患者可能并不表现出以上症状,可因刺激儿茶酚胺的释放增加而呈现高血压、心动过速等症状,常被误认为"浅麻醉"以致贻误诊治,故对糖尿病患者手术期间及术后出现的难以解释的低血压或清醒延迟者,应考虑发生低血糖的可能。

治疗:如果患者因低血糖出现意识消失,可以静脉输注 50%葡萄糖液(或任何含糖溶液)50 ml,必要时重复。如没有葡萄糖,也可肌注 1 mg 胰高血糖素。糖尿病患者在术中须使用 β受体阻断药时应慎用。

2.高血糖

高血糖定义为空腹血糖高于 6 mmol/L。多种疾病均可伴发高血糖,例如胰腺炎、败血症、噻嗪类利尿药治疗、输注葡萄糖、肠道外营养等,但最重要的是各种诱发应激反应的因素,例如外科手术、烧伤和创伤。一般大手术均可发生血糖水平轻度升高,只有当血糖高于 10 mmol/L时才需要处理,此时尿糖增加促使利尿,可导致脱水以及低钾血症和低钠血症,血液黏度增高,容易出现血栓形成。应给予补液治疗,必要时推迟手术。注意保持血糖水平于6～10 mmol/L。

出现高血糖高渗非酮症昏迷时,血糖常高于 33 mmol/L(600 mg/dl)、血浆渗透压高于 300 mmol/L。血管内容量丢失可致低血压、血液浓缩、BUN 升高。患者可昏迷、烦躁不安。

治疗:①补充 0.45%～0.9%氯化钠液及小剂量胰岛素(10 U/h),使血糖缓慢降低达 16.5 mmol/L(300 mg/dl);②补钾(渗透性利尿丢失钾)。

3.糖尿病酮症酸中毒

可以继发于感染或其他疾病,例如肠穿孔、心肌梗死。诊断依据:①患者有恶心、呕吐、腹泻等胃肠道症状及呼吸增快、呼气中有苹果味、精神萎靡,严重者可昏迷;②血糖中等度升高,常为 17～27 mmol/L(300～500 mg/dl),尿酮体阳性;③动脉血气分析呈代谢性酸中毒,如计算阴离子间隙则往往大于 12(阴离子间隙=[Na^+]-[HCO_3^-]-[Cl^-]);④因血糖高而呈渗透性利尿,血管内容量减少,身体内钾离子自细胞内转移至细胞外,故血钾在早期可正常或升高。

治疗:①补液:第 1 小时应当补 0.9%氯化钠液 1 000～2 000 ml,输液可促进酮体由肾脏排出;②持续静滴小剂量胰岛素;③当 pH 值低于 7.2 时,可应用碳酸氢钠纠正代谢性酸中毒;④随着代谢性酸中毒的纠正,钾将重新进入细胞内,故血钾可降低,一旦出现应当及时纠正。

4.感染

感染是糖尿病患者术后最常见的并发症和死亡原因之一,发生率为 7%～11%,而非糖尿病患者组不到 1%。糖尿病患者极易发生感染,易感菌多为葡萄球菌和(或)混合革兰阴性细菌如链球菌、大肠杆菌等。因此,在进行麻醉操作时,应严格执行无菌操作规范。

5.伤口愈合障碍

伤口愈合障碍是糖尿病患者常见并发症之一。一般认为由于糖尿病患者蛋白质代谢异常导致胶原纤维的合成减少,且合成的纤维也缺乏应有的牵引韧力,新生毛细血管生长缓慢;加之糖尿病患者多合并有周围血管、神经病变,切口局部血供减少,延缓了伤口的愈合。因此,对于糖尿病患者,在无伤口感染或脂肪液化、坏死等异常情况下,应适当延长拆线时间,并注意加强围手术期蛋白质的补充,改善其代谢紊乱状态,以求达到氮平衡,加速伤口愈合。

八、妊娠糖尿病

1.妊娠糖尿病

是指在妊娠期初次诊断为葡萄糖耐量下降,大多数孕妇仅在妊娠期表现为糖尿病。其主要原因是激素环境的改变使机体对胰岛素产生抵抗。一般若妊娠期严格控制血糖,围生期均较平稳。

2.妊娠糖尿病的母体表现

先兆子痫的发生率为正常孕妇的2～3倍;容易引起巨大儿,可占50%。其他并发症包括尿道感染及肾盂肾炎。部分妊娠糖尿病患者在初期即表现为酮症酸中毒,血糖轻度上升即可引起,有时是妊娠糖尿病患者的首发症状。

3.妊娠糖尿病的胎儿表现

表现为巨大儿。妊娠糖尿病死胎的发生率亦增高,婴儿呼吸窘迫症的发生率亦明显增高。其他的还有造成新生儿心室间隔肥厚、红细胞增多、高胆红素血症、新生儿低血糖等。

4.诊断

在孕妇初次产前检查时应筛选高危人群,其诊断标准同一般糖尿病患者。

5.产科处理原则

应控制血糖于正常范围,预防并减少并发症。一旦诊断为妊娠糖尿病,必须进行严格的产前检查,接受糖尿病宣教和血糖监测等。对这类患者应定期行尿培养以检测有无尿道感染,并警惕高血压及先兆子痫的发生。

6.麻醉处理

术前评估要充分:确定糖尿病的类型、围生期药物治疗情况,有无伴发先兆子痫、肾功能不全及病态肥胖,心功能是否受损等。

(1)气道评估:孕妇困难插管的发生率较一般人群高10倍,但糖尿病患者还伴有一些其他的气道问题,如青少年型糖尿病孕妇,28%出现小关节、颈椎及寰椎齿样关节活动受限,且还伴其他表现如身材矮小、发育延迟等。如并存先兆子痫或病态肥胖,其危险性进一步加大,严重的先兆子痫引起全身水肿,累及气道及咽喉组织导致喉镜直视下暴露声门较困难,甚至于严重的气道水肿可导致上呼吸道梗阻。

(2)自主神经及周围神经病变:伴自主神经功能不全的患者表现为血压容易波动、区域麻醉后出现严重的低血压或循环不稳定,预防性补液、应用血管活性药物及放置合适的体位防止下腔静脉受压,可减少低血压的发生或持续时间。对于此类患者应于手术前详细记录感觉或运动缺失的程度及范围。另外,阴道分娩及剖宫产时均应注意防止不良体位所致的神经损伤。

(3)胎儿氧合:糖尿病母亲的胎儿较大,孕妇的血管阻力增加,应注意维持孕产期血压于正常范围及母体氧供。

（4）实验室检查：包括血红蛋白水平、血清电解质、尿素氮、肌酐水平。先兆子痫的患者必须检查凝血功能，伴心功能受损的患者需有近期心电图检查。

（5）分娩时血糖的调节：维持产程中血糖在 70～120 mg/dl。母体高血糖可导致新生儿酸中毒及低血糖，同样也应尽量避免母体低血糖。

（6）麻醉选择：在产程早期，可应用小量阿片类药以缓解疼痛，但必须注意阿片类药易透过胎盘引起新生儿呼吸抑制。硬膜外麻醉和蛛网膜下隙-硬膜外隙联合阻滞可较好地缓解疼痛，对胎儿影响小；区域性麻醉时内源性儿茶酚胺、可的松浓度显著下降。但硬膜外阻滞和蛛网膜下隙-硬膜外隙联合阻滞可使孕妇血糖下降。

糖尿病孕妇的胎儿不能耐受母体低血压，因此维持血压稳定亦较为重要，但建议输不含糖的液体。保障孕妇氧供，并于分娩过程中监测胎心。硬膜外给药需缓慢、每次少量以避免交感神经快速阻滞导致母体低血压。

择期行剖宫产的患者最好选择早晨手术，以便于围术期血糖的控制。手术前 1 天晚仍需用常量胰岛素，术晨禁食、停用胰岛素以维持正常血糖。

第十五节　肝功能损害患者手术的麻醉

肝脏是机体维持生命活动、进行物质和能量代谢、对有毒物质和药物进行生物转化和排除的重要器官。主要功能为：①糖类代谢，肝糖原存储，糖异生，维持血糖浓度；②脂肪代谢，胆固醇代谢，脂肪酸的 β 氧化作用；③胆盐和胆红素排泄；④蛋白质合成，氨基酸的脱氨基作用；⑤药物代谢，失去生物活性，内源及外源性化合物的代谢；⑥吞噬细菌的作用。

造成肝功能损害的主要原因是肝脏原发疾病，如肝炎、肝癌、肝硬化等。心功能不全、休克、败血症、贫血和肾脏疾病等肝外因素亦可以导致肝功能损害。严重肝功能损害患者手术麻醉的核心问题是维护肝脏功能，首先是维持血流动力学稳定，尽可能保持有效的肝脏血流和保证氧供/氧耗平衡，防止肝脏功能的进一步损害。

1.肝功能损害患者的病理生理

（1）心血管系统：严重肝功能损害患者大多处于高动力循环状态，典型表现为"高排低阻"。可能与一氧化氮、胰高血糖素和前列腺素水平升高导致小动脉舒张有关。心血管系统对儿茶酚胺的敏感性降低，因此对缩血管药物的反应性降低。

血管舒张和门静脉-全身静脉循环分流可减少有效血容量。但低蛋白血症、醛固酮水平增加和抗利尿激素的分泌，增加全身液体总量，加重腹腔积液和全身性水肿。

（2）肝脏：严重肝功能损害患者容易发生急性肝功能衰竭。短期内大量肝细胞坏死和脂肪变性，黄疸急剧加深，肝脏进行性缩小，出现肝性脑病、脑水肿、肝肾综合征和心肺功能衰竭。

胆红素在肝脏代谢，严重肝功能损害患者多伴有黄疸。而高胆红素的毒性作用降低肝细胞线粒体的氧化磷酸化活性，导致产能障碍，损害库普弗细胞功能，使肝脏对细菌清除能力下降，发生肠道细菌移位，肠道细菌大量繁殖，内毒素产生增加，最终导致内毒素血症。内毒素激活库普弗细胞,而库普弗细胞进一步激活多核粒细胞,产生氧自由基和细胞因子,进一步损害肝功能。

（3）肾脏:有效血容量的下降,可能会导致肾前性肾衰竭。但肝脏合成尿素的能力下降,会产生低血浆尿素氮的假象。由于利尿药的使用,可能导致代碱、低钾、低钠等电解质和酸碱失衡。尽管肝功能不全时心排血量增加、循环阻力下降,但是内毒素血症使血管反应性改变,其中肾血管收缩,导致肾内血流重新分布和肾皮质缺血;同时细胞因子使肾交感神经兴奋,激活肾素-血管紧张素系统,引起血管收缩,肾缺血缺氧,导致肾衰竭,最终产生肝肾综合征。

（4）呼吸系统:严重肝功能损害导致低氧血症,多由肺血管系统紊乱合并肺实质病变引起。大量腹腔积液和胸膜渗出导致肺膨胀不全和限制肺的生理功能。肺血管缺氧性收缩功能下降引起明显的通气/血流比例失调和肺内分流。肺动脉高压,可能的机制是由于心排血量增加,肺循环和体液中某些肺血管收缩因子活性增加所致。

（5）凝血功能:肝功能损害影响凝血因子(Ⅱ、Ⅶ、Ⅸ、Ⅹ)和纤溶酶原激活、抑制因子合成减少。胆汁淤积影响肠黏膜对脂溶性维生素K(合成凝血因子的重要因子)的吸收。另外血小板数量减少、纤溶活性增强及弥散性血管内凝血等都影响凝血功能。

（6）中枢神经系统:肝功能严重损害导致肝性脑病的确切原因还不清楚,神经传导损害、内源性γ-氨基丁酸能物质升高和脑代谢改变可能参与其病理过程。肝性脑病患者血氨水平升高,但与肝性脑病的严重性和预后并没有相关性。肝性脑病可因食管下端曲张静脉出血、其他部位的胃肠道出血或蛋白质负荷增加等诱发并加重病情。

（7）代谢:蛋白质合成障碍,常发生低蛋白血症。糖耐量降低,易发生低血糖。血中乳酸和丙酮酸增多,导致酸中毒。肝细胞对醛固酮、血管升压素(抗利尿激素)、降钙素等激素灭活减弱。

2.麻醉药对肝脏的影响

麻醉药物大多要经过肝脏转化和降解,几乎所有吸入麻醉药都不同程度降低肝血流量。

低蛋白血症影响了麻醉药的体内代谢过程,血浆清蛋白降低,可供药物结合的位点减少,血浆游离药物浓度增高,从而增强了药物的作用,药物的作用时间延长。

琥珀胆碱和酯类局麻药等麻醉药的酯键水解需要血浆假性胆碱酯酶,而严重肝功能损害的患者血浆假性胆碱酯酶的合成减少,所以这类药物作用的时间可能会延长。

肝细胞滑面内质网产生的微粒体酶,将脂溶性药物转化成水溶性,消除药物活性。含微粒体酶肝细胞数量减少和肝血流下降将影响药物代谢,延长药物消除的半衰期,如吗啡、阿芬太尼、利多卡因、罗库溴铵等。另外,严重肝功能损害的患者多次给药可能会产生积累效应。吸入麻醉药减少肝血流量和抑制药物代谢酶的活性,所以可能减少药物清除。

【麻醉方法】

1.麻醉前处理

（1）详细、全面了解病史,特别是要掌握肝脏疾病及其合并疾病病史。通过对临床表现,对血常规、肝肾功能、电解质、凝血功能、心血管功能状态等详细检查与分析,初步评估肝脏功能,准确评估患者的手术风险,制定相应的麻醉预案。

（2）肝功能状态评估。

(3)术前准备:严重肝功能损害的患者应尽可能在保肝治疗使患者全身营养状况和肝功能好转后行手术麻醉。积极进行以"保肝"为主的术前准备,包括以下内容。

1)增加营养,进高蛋白、高糖类、低脂肪饮食,口服多种维生素,适当补充葡萄糖。

2)改善凝血功能,口服维生素 K_3 或静脉注射维生素 K_1,促进凝血因子合成。

3)纠正低蛋白血症,必要时输注适量血浆或清蛋白。

4)纠正贫血,必要时可少量多次输新鲜红细胞;并根据手术范围和失血情况备好术中用血。

5)消除腹腔积液,必要时于术前 $24\sim48$ h 行腹腔穿刺,放出适量腹腔积液,改善呼吸功能,以一次量一般不超过 3 000 ml 为原则。

6)术前 $1\sim2$ 天给予广谱抗生素治疗,以抑制肠道细菌,减少术后感染。

7)纠正水、电解质平衡紊乱与酸碱失衡。

(4)术前用药:严重肝功能损害的患者术前用药宜少,不宜使用苯巴比妥类药;个别病情重或肝性脑病前期的患者,仅用抗胆碱药阿托品或东莨菪碱即可。

2.麻醉选择

(1)麻醉方法的选择:麻醉方法的选择应根据手术的类型、患者的全身情况以及肝功能的状况等全面考虑。因为麻醉药物不同程度地在肝脏完成分解代谢,所以肝功能损害患者的麻醉只要满足手术要求,应尽可能选择简单、对肝功能和循环干扰小的麻醉方法。

1)局部麻醉与神经阻滞麻醉:局部小手术,不合并凝血功能障碍患者的手术,尽可能选择局部麻醉或区域神经阻滞麻醉,复合小剂量短效镇静药,可以减少交感神经兴奋引起的肝血流下降。如上肢手术选臂丛神经阻滞;颈部手术选颈丛神经阻滞。

2)椎管内麻醉:对不合并凝血功能障碍的患者中腹部、下腹部、肛门会阴部和下肢手术选连续性硬膜外阻滞或蛛网膜下隙阻滞。上腹部手术,可考虑采用静脉吸入麻醉复合硬膜外阻滞更佳,硬膜外阻滞提供良好的镇痛和肌松,而全麻插管可以控制呼吸、确保氧供、便于呼吸管理以及减少内脏牵拉反应等,这样可以减少镇痛药和肌松药的用量,避免苏醒延迟。但由于个体差异,即使凝血功能正常患者,也可能出现硬膜外出血和血肿形成,所以严重肝功能障碍患者选硬膜外阻滞或蛛网膜下隙阻滞一定要慎重。

3)全身麻醉:对于全身情况较差以及颅脑、脊柱、心胸等手术或不宜选择硬膜外阻滞的手术应选全身麻醉。

(2)麻醉药物的选择:首先要考虑到麻醉药物与肝脏的相互作用。尽可能选用对肝毒性较低、非经肝脏代谢、作用时间短、苏醒快的短时效麻醉药物。

1)全身麻醉药:丙泊酚不仅无明显的肝脏损害作用,而且由于其本身是一种外源性抗氧化药,其对肝脏缺血再灌注损伤有一定的保护作用。因此,丙泊酚可作为肝脏严重损害患者手术麻醉的诱导和维持药物。麻醉性镇痛药物选择瑞芬太尼。肌肉松弛药选择非经肝脏转化降解的阿曲库铵较为合适。吸入麻醉药异氟烷、七氟烷对肝脏几乎没有毒副作用。严重肝脏功能损害患者静-吸复合麻醉时,肌肉松弛药应适当减量。

2)局部麻醉药:硬膜外阻滞选择 2% 利多卡因和 0.75% 罗哌卡因各等量的混合液,毒性小,麻醉效果确切。

3.麻醉处理

(1)防治低血压和低氧血症:无论选择什么麻醉方式,术中均应避免低血压和缺氧造成的肝细胞损害。局部麻醉和全身麻醉都会减少肝血流。手术操作和麻醉引起的短暂的围术期肝脏缺血会加重原有的肝脏疾病。低血压、出血和升压药都会减少肝脏的氧供,增加术后肝衰竭的发生。正压通气和呼吸末正压通气会增加肝静脉压,从而减少心排血量和肝的血流总量。低 CO_2 也会依赖性地减少肝血流,应避免过度通气。手术牵拉和患者体位也会减少肝血流。

(2)加强监测监测项目包括心电图、SpO_2、BP、$PETCO_2$ 等。观察手术过程中尿量、体温、血糖变化以及电解质、酸碱平衡和凝血功能状态。相对复杂的大手术,最好使用有创监测直接动脉压、中心静脉置管、必要时监测肺动脉压。

(3)肝硬化合并食管静脉曲张患者,气管插管要动作轻柔,对腹内压高和有误吸危险的患者,注意胃内容物反流。

(4)术中注意保肝可用 10%葡萄糖溶液 500 ml+维生素 C 5g+维生素 K 120 mg+醋酸去氨加压素 0.3 $\mu g/kg$,静脉滴注。

(5)术中补液应注意补充胶体液,并根据监测给予清蛋白、血浆、冷沉淀物或红细胞;维护有效血容量和平稳的血压;过多出血和输血会增加围术期的病残率。低中心静脉压控制麻醉技术,可以减少出血和输血。术中应用小剂量多巴胺可能通过直接扩张肾血管和抗醛固酮效应有助于增加尿量。

(6)积极防治术中并发症,如出血性休克、渗血不止、心律失常和酸碱失衡、术后苏醒延迟和肝性脑病等。

(7)硬膜外联合全身麻醉,患者凝血功能正常才能够选择硬膜外隙阻滞,术毕应监测患者硬膜外隙阻滞平面,平面低于胸6,才能拔除气管内导管,避免麻醉平面过高引起的呼吸抑制。

4.麻醉手术后的处理

(1)手术结束后,仍应密切观察患者的病情,观察生命体征,掌握好拔管时机;对相对复杂的手术,术后可能会发生肺水肿,可适当保留气管内插管。

(2)监测尿量、体温、血糖、电解质、酸碱状态和凝血功能等;根据监测结果,及时纠正、维持水、电解质和酸碱平衡。

(3)保证充足氧供,防止低氧血症。

(4)观察黄疸、腹腔积液情况变化,继续保肝治疗,加强营养支持,保证热量和能量。防治随时可能发生的肝功能衰竭。

(5)手术后长时间意识未能恢复者,应考虑急性肝衰竭、肝性脑病,合并血氨水平升高应给予精氨酸处理。

(6)术后疼痛会限制患者呼吸,导致通气不足;还会增强炎性反应,导致术后恢复和伤口愈合延迟。镇痛药物种类和量的选择,要注意参考肝脏对药物清除能力的改变。应用硬膜外患者自控镇痛(PCEA)更为理想,但合并凝血功能障碍时不宜选用。

第十六节　嗜铬细胞瘤患者手术的麻醉

一、麻醉管理原则

1.控制高血压

可选用 α 受体阻滞药。如酚苄明（α₁ 受体阻滞药）、哌唑嗪（α₁、α₂ 受体阻滞药）；特拉唑嗪（α₁ 受体阻滞药）、多沙唑嗪（α₁ 受体阻滞药）。亦可应用钙通道阻滞药和血管紧张素转化酶抑制药。

2.控制心律

对心率超过 140 次/分，伴有心律不齐，持续室上性期前收缩，分泌肾上腺素者，在使用 α₁ 受体阻滞药的同时，需加用 β 受体阻滞药。常用阿替洛尔、美托洛尔，这些药物抗心律失常作用强，不引起心力衰竭和哮喘，优于普萘洛尔（心得安）。若心律失常多为室性，可以使用利多卡因和 β 受体阻滞药。

3.容量扩充

嗜铬细胞瘤患者容量扩充较为复杂。由于嗜铬细胞瘤血中儿茶酚胺很高使血管高度收缩，导致低血容量，同时高浓度儿茶酚胺抑制 B 细胞分泌胰岛素，使血糖过高。所以术前容量要有所扩充。

二、麻醉方法

1.选择原则

①对心肌无明显抑制作用；②不增加交感肾上腺素系统的兴奋性，不增加儿茶酚胺的释放；③肌肉松弛；④对代谢影响小；⑤麻醉性能好、安全，作用快、消失快，便于调节麻醉深度；⑥有利于术中调控血压；⑦有利于肿瘤切除后的血容量和血压维持。

2.操作方法

任何麻醉方法都有其利弊，但仍以气管内全身麻醉最为安全。

（1）术前给药：选用东莨菪碱及哌替啶。麻醉诱导前先行桡动脉及中心静脉穿刺置管，持续测量动、静脉压，抽血测 pH 值、PaO_2、$PaCO_2$。

（2）麻醉诱导：依托咪酯、咪达唑仑、维库溴铵较为安全；七氟烷也可应用。

（3）麻醉维持芬太尼、舒芬太尼、异丙酚、异氟烷、七氟烷、氧化亚氮、维库溴铵均可选择。

（4）术中麻醉处理：严格控制血压、心律。

常规备用酚妥拉明 1 mg/ml，必要时静脉滴注 1～2 mg；也可用酚妥拉明、硝普钠、乌拉地尔、艾司洛尔静脉滴注，以保证肿瘤切除前循环平稳。

常规备用血管收缩药物去氧肾上腺素、去甲肾上腺素、间羟胺及正性肌力药多巴胺等，以维持肿瘤切除后的循环平稳。

液体的补充要根据中心静脉压、肺动脉楔压调整。在切除肿瘤前要加快逾量补充晶体及胶体液以扩大血容量。切除肿瘤前避免应用葡萄糖液，切除肿瘤后要立即补充葡萄糖液，以防止低血糖发生。估计出血量，合理输血。输血、输液后血压仍低者要使用血管收缩药物去甲肾上腺素。

双侧肿瘤切除者还应补充皮质醇激素,防止肾上腺皮质功能低下。

三、注意事项

(1)应用酚苄明后出现心动过速,可用β受体阻滞药处理。但在使用α受体阻滞药之前不能使用非选择性β受体阻滞药。

(2)对某些伴有心肌病的患者,需慎重应用β受体阻滞药。

(3)术前药物准备应依嗜铬细胞瘤患者分泌儿茶酚胺的类型而定。

(4)术前准备疗程为2～4周,血流动力学稳定才可实施手术。

(5)术前、术中要监测血清钾。若有低血钾要及时补充钾盐。

(6)慎用阿托品。因阿托品阻滞迷走神经,可增加心律失常的发生。

(7)术前未能诊断的嗜铬细胞瘤,术中操作及用药易引起心律失常及心源性休克,要格外警惕。

四、并发症

1.高血压危象

表现有阵发性或持续性血压增高超过 250 mmHg,持续 1 min 以上;心电图出现心动过速、心律失常,严重者可出现心室颤动或心脏停搏;还可发生颅内出血、蛛网膜下隙出血、昏迷、偏瘫及高热等。预防处理要点如下。

(1)积极预防,避免发生。

(2)控制血压使用酚妥拉明5～8 mg或硝普钠10 mg加入生理盐水100 ml静脉滴注,使血压降至180 mmHg。给药后出现心动过速时给予普萘洛尔1 mg,或艾司洛尔30 mg静脉滴注拮抗。

(3)合理应用α受体阻滞药。

2.未诊断嗜铬细胞瘤的高血压

当麻醉和手术刺激时频频出现高血压,就应警惕为嗜铬细胞瘤,即刻准备酚妥拉明等降压药物。只要肿瘤位置明确,应继续切除肿瘤,按嗜铬细胞瘤麻醉处理。

停止手术存在继发高血压危象的风险,而且给患者造成二次手术的痛苦,同时术后风险高于术中。

3.急性肺水肿

嗜铬细胞瘤患者在发生高血压危象时,体内大量释放去甲肾上腺素,收缩周围血管使血管阻力增加,加重左心负担,容易产生心力衰竭,诱发肺水肿。颅内出血或蛛网膜下隙出血,可引起神经性肺水肿。处理要点如下。

(1)肿瘤切除前发生肺水肿:①静脉滴注酚妥拉明等降压药物;②静脉滴注呋塞米(速尿)快速利尿(同时有扩血管作用);③静脉滴注硝酸甘油降低前负荷;④辅以呼气末正压给氧。

(2)肿瘤切除后发生肺水肿:常伴有低血压,处理较棘手。①静脉滴注去甲肾上腺素;②并用酚妥拉明降低后负荷,增加心排血量;③辅以呼气末正压给氧;④静脉滴注呋塞米。

4.心律失常及心源性休克

(1)嗜铬细胞瘤分泌儿茶酚胺以肾上腺素为主者,临床上主要兴奋β受体增加心排血量,可能伴有心动过速及心律不齐,增加代谢、引起高热及血糖升高。

（2）嗜铬细胞瘤分泌儿茶酚胺以去甲肾上腺素为主者，则使血管收缩、血压升高及反射性心动过缓，心律失常的程度较轻。

（3）儿茶酚胺危象：术中突然释放大量儿茶酚胺，临床表现为心动过速、瞳孔散大、血管收缩、氧摄取减少、代谢性酸中毒及难以控制的血压波动、心律失常及心源性休克。

（4）儿茶酚胺性心肌炎：心肌细胞长期在儿茶酚胺兴奋下导致钙离子流入不能控制，诱发室性心律失常，同时并发心源性休克。极易发生急性肺水肿。

（5）顽固性室性心律失常，常伴有低钾血症。

（6）大剂量 β 受体兴奋药增加血浆肾素浓度，进一步促进儿茶酚胺释放，血管紧张素 Ⅱ 促使心肌发展成多灶性微小坏死。

处理要点：应用利多卡因、酚妥拉明、硫酸镁、艾司洛尔、卡托普利、依那普利、沙拉新、钾剂等药物治疗心律失常及心源性休克。儿茶酚胺性心肌炎患者慎用强心药。强心苷能增加细胞内钙的利用，可能诱发心室颤动。可应用硫酸镁，镁离子可抑制儿茶酚胺性钙流入，减轻心肌损伤。

第十七节　凝血机制异常患者手术的麻醉

一、围手术期出、凝血功能的评估

1.出、凝血异常的临床表现

（1）自发性和轻微创伤后出血难止。

（2）广泛性出血。

（3）出血反复发作，出血持续时间较长。

（4）围手术期无法解释的顽固性出血或渗血。

（5）一般的止血药物治疗效果较差。

（6）患者有出血史或家族性出血史。

2.传统的实验室检查方法

包括：血小板计数、出血时间（BT）、部分凝血活酶时间（PTT）、凝血酶原时间（PT）、激活凝血时间（ACT）、凝血酶时间（TCT）、D-二聚物、纤维蛋白裂解产物（3P试验）等。

3.血栓弹力图（TEG）

TEG 能动态连续评估血小板（PLT）和凝血级联反应相互作用，以及血液中其他细胞成分（如红细胞、白细胞）对血浆因子活性的影响，全面分析血液凝固与纤溶的整个过程。临床上 TEG 主要用于：①监测 PLT 功能；②测定纤维蛋白溶解活性；③明确并诊断凝血因子缺乏或不足；④指导和观察血液成分用于出、凝血异常的治疗和效果；⑤高凝状态、DIC 的诊断。

4.Sonoclot 分析仪

和 TEG 相似，可监测血栓形成黏滞动力的变化过程。其核心是一套极敏感的弹性检测系统，从凝血的机械角度对血栓形成（凝血）做出直观曲线，自动定量和定性测定。曲线可反映初期凝血形成时间、纤维蛋白形成速率（凝血速率，Clot rate，正常值 15～45 U/min）和血小板功能(凝血收缩达峰值时间,time to peak,TP,正常值低于 30 min)。

二、常见的凝血功能异常

1.PLT 异常

任何手术前都要进行 PLT 检测,确定 PLT 数量或质量是否有异常。①PLT 高于 $70 \times 10^9/L$ 且 PLT 功能正常者,术中和术后发生异常出血的可能性小;②PLT 高于 $50 \times 10^9/L$ 者能经受中小手术,较大型或急诊手术前为了安全应将 PLT 提升到 $(50 \sim 70) \times 10^9/L$;③PLT 低于 $50 \times 10^9/L$ 者有可能会发生创面渗血难止;④PLT 低于 $30 \times 10^9/L$ 或伴 PLT 功能减退者,术前若有皮肤、黏膜出血征象,手术创口可能广泛渗血;⑤PLT 低于 $20 \times 10^9/L$ 者即使不实施手术也会发生自发性出血。继发性 PLT 减少时,只要解除病因或将 PLT 提高到 $70 \times 10^9/L$ 以上,即可实施各种手术。原发性 PLT 减少患者施行脾切除、剖宫产和其他外科手术前,也应做好充分准备。大多数获得性血小板减少症与所使用的药物有关(如阿司匹林),有时 PLT 功能减退可持续 1 周,此类患者术前至少应停药 8 天以上。血管性血友病(vWD)实际上并不是 PLT 缺乏或功能缺陷,而是因为血浆中缺乏抗血管性血友病因子(von Willebrand factor,vWF)。防治 vWD 患者出血无需输注 PLT,通常给予新鲜冷冻血浆(FFP)、冷沉淀物或去氨加压素即可提升 vWF。要求手术前血浆 FⅧ激活物(FⅧ:C)水平达到 $20\% \sim 25\%$,特殊情况时(伴感染或存在抗 FⅧ抗体)则需达到 $60\% \sim 80\%$。

2.遗传性出血性毛细血管扩张症

手术、麻醉期间是否会发生异常出血,取决于手术、麻醉操作涉及的部位有无扩张的毛细血管存在,以及术中止血是否完善。此类患者术中异常出血的发生率近 60%。

3.肝脏疾病

肝脏疾病是获得性凝血因子(维生素 K 依赖因子)缺乏的常见原因之一。非手术时出血的发生率为 $15\% \sim 20\%$,创伤和手术时出血的发生率和严重程度显著增加。此类患者术前应在积极改善肝功能的同时,通过输注 FFP 纠正凝血因子缺乏,避免使用凝血酶原复合物,以防血栓形成。对肝功能障碍特别是终末期肝病患者行肝叶切除或肝移植术时,应准备 FFP,同时补充维生素 K 或给予纤维蛋白原,必要时可辅用抗纤溶药如氨基己酸(EACA)等。

4.DIC

围手术期并发 DIC 者,手术创面严重渗血,伴有身体其他部位广泛出血的发生率高达 90%,血压降低或休克的发生率约为 74%。

5.血友病

当某一凝血因子(FⅧ或 FⅨ)的血浆浓度低于正常值 30%时,APTT 将会延长。FⅧ严重缺乏时,约 15%患者可在血浆中发现 FⅧ抑制物。当 FⅧ水平低于正常活性的 1%时,往往会表现出自发性出血。本病原则上应避免手术,尤其是循环血中存在 FⅧ抑制物时,严禁常规手术。必须进行手术时,应于术前足量补充所缺乏的凝血因子,其中血友病 A 须用新鲜血液和(或)新鲜血浆,血友病 B 可用库血和(或)FFP。注意:①血友病 A 首选抗血友病球蛋白制剂(AHC,FⅧ浓缩物)或冷沉淀物(含 FⅧ复合物);②血友病 B 首选富含 FⅡ、FⅦ、FⅨ、FⅩ的凝血酶原复合物(PCC)或 FFP;③vWD 首选冷沉淀物、全血或血浆。在计算使用剂量和输注方法时,要考虑凝血因子的半衰期。为防止围术期严重出血,此类患者血浆 FⅧ:C 或 FⅨ激活物

（FⅨ:C）水平小手术时应达到 20％～30％,中等手术时应达到 30％～40％,大手术时应达到 40％～60％。

6.维生素 K 缺乏症

维生素 K 缺乏症是最常见的获得性凝血因子缺乏的病因。人体内维生素 K 贮存量十分有限,当患者长期禁食、进食量明显减少、大量使用抗生素、消化道吸收不良或口服抗凝药时,短时间(1～3 周)便会迅速出现维生素 K 缺乏,随之维生素 K 依赖性凝血因子(FⅡ、FⅦ、FⅨ、FⅩ)水平下降。早期 PLT 延长,日久 APTT 也将延长。

7.高凝状态

高凝状态是由于体内止血与抗血栓机制(抗凝血酶Ⅲ、蛋白 C 系统、蛋白 S 系统、组织因子途径抑制物的平衡失调所致。术前高凝状态患者有易于围术期形成血栓的倾向,特别是术后容易发生深静脉血栓形成(DVT)和肺栓塞,导致手术患者出现严重并发症或死亡。

三、凝血功能异常的处理

1.围手术期出、凝血异常的治疗原则

①原发性出、凝血障碍的患者术前必须找到原因,并进行相应的补充治疗后实施手术;②术中不明原因的出血,在积极寻找原因的同时,对症处理,同时兼顾止血药的不良反应;③无出、凝血障碍的患者没必要预防性应用止血药物。

2.常用药物和方法

(1)浓缩血小板(PC):1 U 约 30 ml,适用于血小板减少症和(或)血小板功能异常者。PC 应尽可能在采制后 6 h 内输注。术前患者出现以下情况应考虑输注 PC:①PLT 明显减少并伴有出血征象,可能危及患者生命,或伴头痛怀疑颅内出血,尤其是当 PLT 低于 $20×10^9$/L 时;②急性可逆性严重 PLT 减少且有出血危险时(药物性骨髓抑制);③PLT 减少但必须实施手术、活检或严重外伤时。血小板功能减退的患者(70 kg),只需输注 2～5 U PC 就可使凝血功能获得纠正。每输 1 U PC,可增加 PLT$(4～20)×10^9$/L,PLT 半衰期约为 8 h。成人 PC 推荐输注剂量为 24 h 内 1 U/10 kg 体重。

(2)新鲜冷冻血浆(FFP):含有全血中所有凝血因子,200 ml 血袋中含 FⅧ200 U、FⅨ和纤维蛋白原 400 mg,通常 10～15 ml/kg 可使血浆凝血因子活性增加 30％。由于多数凝血因子活性提高 25％～30％即可达到止血作用,故 FFP 输注剂量不宜过大,首次量为 10 ml/kg,维持量减半。

(3)凝血酶原复合物浓缩剂(PCC):其中主要含有维生素 K 依赖性凝血因子Ⅱ、Ⅶ、Ⅸ、Ⅹ和蛋白 C,临床上适用于预防或治疗 FⅡ、FⅦ、FⅨ、FⅩ 缺乏引起的出、凝血异常,尤其是重型血友病 B。每瓶 PCC 为 30 ml,约含 500 U FⅨ 和略低的 FⅡ、FⅦ、FⅩ。所用剂量取决于出、凝血异常程度,以及期望达到的血浆 FⅨ 水平。一般情况下对于有急性出血的血友病 B 患者,常用剂量为 10～20 U/kg,每隔 8～12 h 重复注射。

(4)FⅧ浓缩剂:主要用于血友病 A 出血患者的防治。输入 FⅧ浓缩剂 1 U/kg 体重,可提高血浆 FⅧ2％,剂量取决于 FⅧ:C 的缺乏程度及有无并发症,计算公式:所需剂量(U)=体重(kg)×所需提高的水平(％)×0.5。根据上述公式推算:①轻度出血应补充 FⅧ活性 10％～20％;②中度出血应补充 FⅧ活性 20％～30％;③重度出血应补充 FⅧ活性:30％～50％。若无条件测定 FⅧ 水平,可按体重(kg)大致估计所需输注 FⅧ 的剂量:①轻度出血者需输注 10～15 U/kg;②中度出血者需输注 20～30 U/kg;③重度出血者需输注 40～50 U/kg;④大手术者应给予 50 U/kg。

(5)冷沉淀物:内含丰富的 FⅧ:C、FⅧ、vWF 和纤维蛋白原,主要用于凝血因子尤其是 FⅧ 和纤维蛋白原缺乏所致的出、凝血异常患者(血友病、vWD、纤维蛋白原缺乏症、尿毒症性血小板功能紊乱)。200 ml FFP 制备的冷沉淀物为 1 个包装单位(含 80～100 IU),容积 20～30 ml,其中含 FⅧ 不低于 80 U、纤维蛋白原高于 200 mg、vWF 大于 60 U、纤维蛋白大于 60 mg、FⅧ 大于 80 U 以及其他各种免疫球蛋白。

(6)维生素 K:补充维生素 K 是纠正因维生素 K 缺乏所致出、凝血异常的有效方法。若患者无出血倾向或手术可择期进行,可皮下或肌注维生素 K_1 10 mg。尽量避免静脉注射,必须静脉注射时应以生理盐水或葡萄糖液稀释,缓慢注射(1 mg/min)。用药后 24 h 内 PT 可恢复正常,否则可重复给药。对术前出血严重或急诊手术患者,在注射维生素 K 同时可给予 FFP,以迅速补充缺少的凝血因子。

(7)鱼精蛋白(PTM):静脉注射肝素 500 U(相当于 50 mg)可使 CT 延长 2 倍,维持3～4 h 逐渐自动恢复正常。此间若需施行急诊手术,术前可用 PTM 终止肝素抗凝作用。用药时应注意:①刚静脉滴注肝素不久者,PTM 剂量(mg)仅相当于末次肝素剂量(U)的 1%;②静脉滴注肝素 30 min 以上者,因肝素半衰期不到 12 h,所需 PTM 剂量仅为上述剂量的 1/2;③注射肝素 4～6 h 者,通常无须再用 PTM 拮抗;④皮下注射肝素吸收慢,PTM 剂量只需静脉滴注肝素剂量(mg)的 50%～75%,但由于肝素仍在不断吸收,故需重复注射 PTM;⑤PTM 必须缓慢静脉滴注(最好是经外周静脉缓慢滴注),注射速度过快可引起 PLT 减少和(或)严重循环功能抑制导致血压骤降且不易回升;⑥PTM 过量其本身可转变为弱抗凝药。

(8)去氨加压素(Desmopressin):静脉或皮下注射可增加血浆中 FⅧ 活性 2～4 倍,也可增加循环血中血管性血友病抗原因子(vWF:Ag),同时释出组织型纤溶酶原激活物(t-PA)。此药可用于控制或预防患有某些疾病(肝硬化、尿毒症或药物引起的血小板功能障碍)的手术患者围术期异常出血。术前预防出血可静脉注射 0.3 μg/kg(用 0.9%氯化钠注射液稀释至 50～100 ml,15～30 min 输完),作用可持续 8～12 h。若效果不显著,可每 6～12 h 重复 1 次。

(9)高凝状态:在术前积极祛除高凝状态的诱因,如提前数周停用避孕药、纠正心力衰竭、降低血液黏稠度等前提下,对高凝状态手术患者可给予适量肝素治疗。例如腹部手术前 2 h 皮下注射肝素 5 000 U,并于术后每 8～12 h 注射 1 次,直至患者可下床活动,能有效防止血栓形成。用药期间 APTT 并不延长。建议蛛网膜下隙或硬膜外阻滞穿刺应于末次注射低分子量肝素后 12 h 进行。

四、麻醉相关处理

1.麻醉前评估和准备

麻醉前通过术前评估,对手术患者出、凝血的危险程度做出正确评估,对需要治疗的及时补充相应的血液成分,使手术患者的出、凝血功能满足手术的要求。麻醉前用药尽量采用口服或静脉注射,避免肌内或皮下注射,以防皮下血肿,对血友病患者尤需注意。

2.麻醉方法的选择

有出、凝血障碍者不宜选用局部浸润麻醉或神经阻滞麻醉。椎管内麻醉虽然有引起组织损伤出血的危险,临床实践证明经术前充分准备,输注新鲜血或凝血因子,一般仍可安全进行手术麻醉,如对某些常见血液病的治疗性的脾切除以及骨髓移植术的麻醉,选用连续硬膜外阻滞仍属安全易行。小儿在基础麻醉下行硬膜外阻滞,可以减少术后呼吸道并发症及口咽部黏膜出血的危险,但应严格无菌操作,选用穿刺针要细,操作轻柔,避免反复多次穿刺,因多孔穿刺损伤后易造成感染、局部渗血或血肿形成。选用全身麻醉气管内插管时要注意保护口咽部黏膜,选用材质良好的气管导管,避免气管黏膜损伤出血。

3.血小板减少性紫癜患者的麻醉

此类患者术前经皮质激素及小量多次输新鲜血治疗,手术麻醉的耐受性可显著增强。外科常采取脾切除治疗,选用连续硬膜外阻滞并非禁忌,但穿刺、置管操作应轻柔,避免或减少组织损伤。选用气管内插管全麻更为安全,要求插管操作谨慎轻柔,以避免黏膜损伤。

4.血友病患者的麻醉

血友病并非手术禁忌证,该类患者可以接受各类外科手术,但必须于围手术期定时检测 FⅧ和 FⅨ的水平。一般认为血友病 A 静脉滴注抗血友病球蛋白(AHG),血友病 B 静脉滴注凝血酶原复合物,使血液中 FⅧ:c 或 FⅨ:C 活性大于 25% 即可防止术中大出血,大手术须达 50% 以上。手术前后须避免使用抗凝药物以及影响血小板功能的药物,如阿司匹林、吲哚美辛(消炎痛)、双嘧达莫(潘生丁)等,以免影响凝血功能,导致术中和术后出血。

硬膜外阻滞或蛛网膜下隙阻滞易发生血肿,危险性很大。采用快速诱导气管内麻醉或氯胺酮全麻较安全。四肢关节手术如血友病膝关节血肿或指(趾)骨血肿,形成骨假瘤须截骨者,也可选用区域静脉麻醉,麻醉前应给予补充因子Ⅷ、新鲜冷沉淀物或新鲜成分输血(新鲜血小板),止血带时间以 1 h 为度。凝血因子半衰期为 8~12 h,术后必须继续补充凝血因子。术中、术后监测凝血指标,指导替代治疗。

参 考 文 献

1.王保国.麻醉科诊疗常规.北京:中国医药科技出版社,2012.

2.王颖,陈静.实用麻醉学.上海:第二军医大学出版社,2011.

3.王立河,田春梅.临床麻醉指南.北京:金盾出版社,2013.

4.孙国巨.新编临床麻醉学.吉林:吉林科学技术出版社,2011.

5.黄宇光.麻醉学.北京:人民卫生出版社,2010.

6.孙增勤.实用麻醉手册.北京:人民军医出版社,2012.

7.王惠霞.麻醉与疼痛.广东:世界图书广东出版社,2012.

8.田玉科.麻醉临床指南.北京:科学出版社,2013.

9.李立环.心脏外科手术麻醉学.北京:人民卫生出版社,2011.

10.左明章.老年麻醉学.北京:人民卫生出版社,2010.

11.姚尚龙.临床麻醉基本技术.北京:人民卫生出版社,2011.

12.黄宇光.神经病理性疼痛临床诊疗学.北京:人民卫生出版社,2010.

13.古妙宁.妇产科手术麻醉.北京:人民卫生出版社,2013.

14.高静杰.实用麻醉技术手册.辽宁:辽宁科学技术出版社,2010.

15.冯霞.手术期麻醉药物治疗学.北京:人民卫生出版社,2009.

16.方向明,梁华平.麻醉实验学.浙江:浙江大学出版社,2013.

17.邓贵锋.老年肿瘤麻醉与临床.湖北:湖北科学技术出版社,2013.

18.戴体俊,刘功俭,姜虹.麻醉学基础.上海:第二军医大学出版社,2013.

19.连庆泉.小儿麻醉手册.上海:上海世图出版社,2007.

20.孙大金,杭燕南,王祥瑞,陈杰.心血管麻醉和术后处理.北京:科学出版社,2011.

21.周辉,刘伟亮,徐鲁峰.实用临床麻醉学.湖北:湖北科学技术出版社,2011.

22.赵士强,高英雪.临床麻醉.北京:医药科技出版社,2007.

23.赵俊.中华麻醉学.北京:科学出版社,2013.